施仁潮 说

施仁潮◎著

施　文◎参编

扶正祛病药膳380首

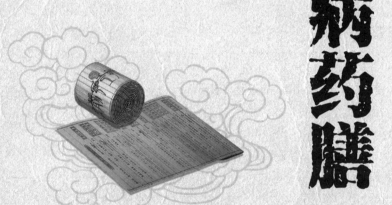

U0207004

中国健康传媒集团

中国医药科技出版社

**图书在版编目（CIP）数据**

施仁潮说扶正祛病药膳380首 / 施仁潮著 . —北京：中国医药科技出版社，2020.3

ISBN 978-7-5214-1632-9

Ⅰ.①施… Ⅱ.①施… Ⅲ.①食物养生－药膳 Ⅳ.①R247.1②TS972.161

中国版本图书馆CIP数据核字（2020）第034737号

美术编辑 陈君杞
版式设计 南博文化

出版 **中国健康传媒集团** │ 中国医药科技出版社
地址 北京市海淀区文慧园北路甲22号
邮编 100082
电话 发行：010-62227427 邮购：010-62236938
网址 www.cmstp.com
规格 710×1000mm $\frac{1}{16}$
印张 15 $\frac{1}{2}$
字数 236千字
版次 2020年3月第1版
印次 2020年3月第1次印刷
印刷 三河市万龙印装有限公司
经销 全国各地新华书店
书号 ISBN 978-7-5214-1632-9
定价 **48.00元**

获取新书信息、投稿、为图书纠错，请扫码联系我们。

　　认识施仁潮主任，是在1997年的春天。当时刚研制成功一款灵芝孢子粉类产品，药理药效试验已经完成，我去浙江省中医药研究院联系做临床研究，恰逢施主任在，我们就聊了起来。

　　这一聊就是20多年。

　　1997年当年，施主任即组织《中国中医药报》浙江站记者、通讯员到公司参观考察，用他自己快人快语的话说就是"您说了不算，看过了才放心"。随后，施主任就成为我们的常客和家人：参与了破壁灵芝孢子粉的临床案例研究和公司承担的国家"慢病防治健康行"大型公益活动；开设"老中医施微信公众号"，围绕中医养生祛病保健，对铁皮石斛、西红花、破壁灵芝孢子粉等进行功效主治、服用方法科普宣讲；2007年，我们还共同编写出版了《膏方宝典》一书。

　　施仁潮主任长年从事中医临床、科研、教学和宣传工作，浸淫岐黄之术四十余年。朱丹溪、王肯堂、王孟英、张山雷医学研究，《医方类聚》整理校点，功在千秋；《药食同源》《补品经典》《补药吃对才健康》编写出版，造福百姓。做学术，搞科普，传播中医知识，让大众感悟中医，享受中医，功德无量。成果国家认定，著作彰显大才。

　　施主任率真为人，倾心做事，敏于言又捷于行，学于古而不泥于古，诊治示术精，著作吐精髓。继《施仁潮说中医经典名方100首》《施仁潮说中医膏方200首》后，应对抗疫的需要，编写了这本《施仁潮说扶正祛病药膳380首》，介绍人参、黄芪、灵芝、石斛等64种中药的功用、主治及相关的380首药膳，着力于吃出健康，扶正祛病，这与他坚守的"让施仁潮说成为中医人心中的精品，大众心中的服务品牌，为健康中国建设服务"宗旨完全一致。期待该书早日出版，为大众认识中药，用好药膳，防病治病，强健体魄服务。是为序。

世界中医药学会联合会常务理事

李明蘅

2020年2月于浙江武义

药膳是具有中国文化特色的膳食。药物作膳食原料，食物体现药用价值，合理配方，精心烹饪，药借食力，食助药威，二者相辅相成，相得益彰；既具有较高的营养价值，又可防病治病、保健强身、延年益寿，是中华民族的祖先遗留下来的宝贵文化遗产。

《伤寒论》中的桂枝汤，《金匮要略》中的甘麦大枣汤、当归生姜羊肉汤，即是有效的药膳配方。在宋代官府组织编写的《太平惠民和剂局方》中，药膳配方有粥、饭、面、饼、酒、饮、散等不同形式，还有较详细的制作方法。元代《饮膳正要》收录大量药膳配方，如桃仁粥，用桃仁煮粥治疗咳嗽胸满喘急；黑牛髓煎，用黑牛髓、生地黄汁、蜂蜜熬膏，治疗肾弱骨败瘦弱等。明代李时珍《本草纲目》介绍了数以百计的可供药用食物，提供了数百个药膳配方，内容十分丰富。当今，药膳已经发展成为一门学科，随着中医药事业的不断发展，中医药也进入了千家万户，服务大众。

施仁潮教授精于临床，擅长中医药科普，在承担繁重诊治工作的同时，在药膳食疗方面颇有建树。出版的《补品经典》丛书分列石斛、阿胶、鹿茸、紫河车、枸杞子、冬虫夏草专书；《补药吃对才健康》则以补气药、壮阳药、补血药、养阴药成书，收录了大量的滋养补益类药膳；《葱蒜治百病》《增强活力精力药膳》《老年保健药膳》还在海外出版发行，产生了良好的影响。日前，有幸读到了《施仁潮说扶正祛病药膳380首》书稿。其中介绍扶正补虚，有提高免疫力作用的中药64种，相应的药膳380首，还有提高免疫力与疾病防治的论述，可以说是不可多得的、着眼于扶正补虚提高免疫力的、颇有价值的药膳专著。施教授说，此书是抗新冠肺炎应时而作，但如果没有长年辛勤积累，难以想象在短时间内能臻于此；没有钟情于中医药，心系抗疫，日以继夜的努力，难以在这么短的时间里完成书稿。相信本书的出版对于防疫的药膳指导，对于大众的祛病保健，都有着重要的参考价值。特为之序。

**世界中医药学会联合会药膳食疗研究专业委员会会长**

谭兴贵

2020 年 2 月于湖南中医药大学

　　在完成了《施仁潮说中医经典名方100首》和《施仁潮说中医膏方200首》后，寻思着"施仁潮说Ⅲ"。突如其来的新冠肺炎让我把目标锁定了扶正固本提高免疫力这个话题。

　　这场大疫，数万人得病，上千人殒命，最后仰仗习总书记的英明决策，依靠医务人员的奋力拼搏和全国人民的共同配合，已经取得阶段性成果，终将胜利。数月的心同身受，让大家认识到了扶正固本提高免疫力对健康、对抗御疾病的重要性。

　　《黄帝内经·素问》记载，五疫之至，皆相染易，无问大小，病状相似……不相染者，正气存内，邪不可干，避其毒气，天牝从来，复得其往，气出于脑，即不邪干。医经强调的是人体正气对防御疫病的重要作用：正气的强弱，决定了疫邪的侵入与否。

　　疫病如此，一般的疾病更是如此。致病邪气无处不在，只要人体的正气充足，就不至于伤人致病；当正气不足，防御能力下降，或者邪气强盛超过正气的抗御能力时，就会侵袭而发病。防病治病，防疫保健，重在提高人体正气的作用，保护免疫功能。

　　如何保护和提升正气，简而言之，"法于阴阳，和于术数，食饮有节，起居有常，不妄作劳"。要求顺从自然，调节好心态，合理调养锻炼，做到饮食有节制，生活起居有规律，凡事不过度；当然还有调养补益。现代中药药理研究表明，许多药物会影响免疫系统，而不同的药物其作用不尽相同，补益类中药则是有效的免疫功能增强剂。

　　本书的编写，立足于扶正固本提高免疫力，增强免疫功能，精选人参、黄芪、灵芝、淫羊藿、麦冬、石斛、枸杞子、熟地黄、山萸肉等64种中药，介绍其功用与主治、与现代免疫相关的成分和药理。与此同时，介绍相关药膳配方380首，讲述选料和做法。药膳是我国特有的中医与烹饪结合的产物，讲求的是在中医理论指导下配方选料，采用饮食烹饪技术，烹制出有治疗和保健作用的膳食。中医理论指导，烹饪技术应用，使中药包括药食两用之品在药效得到发挥的同时，还有色香味形的膳食美感，寓医于食，使良药变美食，为大众所喜欢。药膳配方众多，本人曾组织编写《补品经典》《补药吃对才健康》等书，其中即收编和拟订了不少，而出版的《增活力药膳食谱》《吃出免疫力》更是药膳的专书。本书选辑时，着眼于扶正固本提高免疫力，同时注意菜肴、汤羹、茶饮、粥饭等不同类型，以方便家庭乃至膳食餐馆选用。书中列"扶正固本与疾病防治"一节，介绍了与免疫相关的内、妇、儿、五官、皮肤等各科疾病，包括感冒、扁桃体炎、过敏性鼻炎、慢性支气管炎、支气管哮喘、桥本甲状腺炎、慢性腹泻、肾病综合征、类风湿关节炎、系统性硬化症、银屑病、皮疹，乃至手足口病、急性肺炎、肺结节病、癌症、艾滋病等。

调节免疫功能是治疗疾病中的权宜之计，而扶正固本提高免疫力则是治病、康复，乃至保健的重要对策。希望本书的编写出版对广大读者的抗病保健，乃至病后康复提供有益的帮助。

最后，要感谢世界中医药学会联合会常务理事、浙江寿仙谷医药股份有限公司李明焱董事长为本丛书作的总序，对中药、药膳用于大众防病治病、强健体魄的肯定。感谢世界中医药学会联合会药膳食疗研究专业委员会会长、世界药膳与养生产业联盟主席谭兴贵教授为本书作序，肯定我平素的辛勤积累，钟情于中医药、心系抗疫的献身精神。

做药产好药如李明焱董事长，破壁灵芝孢子粉先后15批捐赠武汉帮助勇士扶正固本提高免疫力；出书出好书如谭兴贵教授，《中医药膳学》《中医药膳与食疗》造福百姓，广传海内外。"百尺竿头须进步，十方世界是全身。"施仁潮说Ⅲ已经画上句号，我将把更大的精力投入到施仁潮说Ⅳ中，拿出更好的书稿，不辜韶华，奉献社会，服务大众健康。

施仁潮

2020年2月于杭州

1

# 重视人体正气，提高免疫力

维护健康，防病治病，中医强调人体正气的作用，西医学重视保护免疫功能。"正气存内，邪不可干"，当人体免疫力提高，抵抗力增强，人体的免疫机制将常备不懈，随时准备全力以赴，履行使命。

在许多疾病如感冒、急性肺炎、慢性反复感染、小儿秋季腹泻、顽固性皮疹、发育迟缓、风疹、湿疹、类风湿关节炎，乃至SARS（严重急性呼吸综合征）、新冠肺炎、癌症、艾滋病等防或治的过程中，着眼于正气的守护，免疫力的提高，抵抗力的增强，往往能收到良好效果。

中医学把人体的功能活动，以及抵御和清除各种有害物质的作用叫"正气"，而把破坏人体内部及人体与外界环境相对平衡状态的有害物质叫"邪气"。邪正的力量对比决定了人体的发病与否。"正气"代表了机体的免疫功能。只有体内正气强盛，才有可能抗御包括疫疬在内的病邪的侵袭。

内脏功能正常，正气旺盛，气血充盈，病邪就难于入侵；即使病邪侵入也会被正气及时消除，不致发病；即使发病也轻浅易愈。

《黄帝内经》说："风雨寒热不得虚，邪不能独伤人。卒然逢疾风暴雨而不病者，盖无虚，故邪不能独伤人。此必因虚邪之风，与其身形，两虚相得，乃客其形。"致病邪气无处不在，只要人体的正气充足，就不至于伤人致病；但当正气不足，防御能力下降，或者邪气强盛超过正气的抗御能力时，就会侵袭而发病。扶正、祛邪是中医治疗疾病的两大法则。邪实之时，重在汗、吐、下祛除病邪，消除致病因素，使能"邪去正自安"；而处于气血阴阳的虚弱状态时，重在调养补益，扶助正气，以求"正足邪自去"。扶正、补益，乃是提高免疫功能、增强抵抗力的有效途径。

中医学从整体观出发，强调可以通过饮食、药物等进行调养补益、扶正祛邪，补益人体阴阳、气血、营卫、津液的不足，从而达到强健体魄，增强人体免疫功能的目的。从脏腑功能活动来看，肾为先天之本，主藏精；脾为后天之本，主运化；肺主气，主宣发肃降。三脏的功能活动与免疫力的强弱尤有密切关系。因此，补益肾、脾、肺等脏腑功能的药物均有提高免疫力的作用。

# 上篇 扶正中药与药膳

　　数千年的中医医疗实践告诉我们，中药及药膳调养补益，有着扶正固本、祛病强身的作用。现代中药药理研究表明，许多药物会影响免疫系统，让人体免除病患。

　　从免疫角度看来，增强免疫细胞功能的有人参、党参、黄芪、白术、茯苓、猪苓、灵芝、红枣、三七、冬虫夏草、黄精、生地、南沙参、枸杞子、石斛（枫斗）、女贞子、当归、制首乌、薏苡仁、柴胡、鳖甲、甲鱼、白花蛇舌草等；增强体液免疫功能的有人参、黄芪、灵芝、甘草、冬虫夏草、天花粉、女贞子、当归、柴胡、白英、鳖甲、甲鱼等；既提高细胞免疫，又抑制体液免疫的，有生地、玄参、麦冬、何首乌等。

　　具有提高血液细胞作用的中药有很多，其中能提高红细胞、血红蛋白的中药有当归、制何首乌、阿胶、鹿茸、鸡血藤、熟地、党参、人参、黄芪、白术、冬虫夏草等；能提高白细胞的中药有女贞子、山萸肉、制何首乌、鸡血藤、鹿茸、冬虫夏草、茜草、八角茴香等；能提高血小板的中药有当归、制何首乌、熟地、鹿茸、冬虫夏草、羊蹄根、花生衣等。

免疫力，中医看作是人体的正气。补益药可用于增强人体免疫力，具体可分为益气药、温阳药、养阴药、补血药四类。益气药常用的有人参、黄芪、党参、太子参、白术、灵芝、红枣、甘草等，功能益气固表，补气健脾，补气养血，益气升举，常用于气虚不足，气血两虚，气阴两虚，脾胃虚弱，脾肾亏虚等。免疫功能低下，神疲乏力，畏寒肢冷、大便溏薄、浮肿、尿蛋白，以及经常感冒者，肺间质性改变反复感染者，肿瘤患者及术后康复、配合化疗者多用之。

温阳药常用的有淫羊藿、仙茅、菟丝子、巴戟天、肉苁蓉、冬虫夏草、杜仲、续断、狗脊、海马、鹿角、鹿茸等，功能温补肾阳，填补肾精，益肾壮骨，温补命门，阴阳并补，常用于肾阳不足，肾精亏损，腰膝酸软，头晕耳鸣，头发稀少，面色苍白，气短喘促，畏寒肢冷，小便清长，大便稀薄，性功能减退等。

养阴药常用的有生地、麦冬、天冬、南沙参、北沙参、玉竹、石斛、枸杞子、玄参、知母、芦根、龟甲、炙鳖甲、天花粉，功能滋养阴气，滋养阴液，滋养阴精，养阴生津，养阴益气，养阴清热，养阴润燥，养阴凉血，养阴活瘀，常用于阴虚内热、阴津亏损之低热、内热、口干、手足心热、烦躁、舌红、脉数等。

补血药常用的有熟地、山萸肉、当归、制首乌、女贞子、阿胶、紫河车、黑大豆、鸡血藤等，功能滋养阴血，滋补精血，益气生血，健脾补血，常用于阴血不足，气血两虚，精血亏损，头晕目眩、面色萎黄、指甲苍白、肢体痿软、腰膝酸软、神疲乏力、毛发稀少、皮肤枯萎等。

# 一、人参

人参是五加科植物的人参根。它性温，味甘、微苦；归肺、脾、心经。功能大补元气，补脾益肺，生津止渴，安神增智，多用于肺脾气不足，倦怠无力、食欲不振、脘腹痞满、呕吐泄泻；肺气亏虚，短气乏力、自汗出、动辄气喘；病后津伤，口渴多汗、心神不宁，以及劳伤心神，失眠多梦、惊悸健忘等。

人参的主要成分是人参皂苷，并含氨基酸、糖、脂肪酸、甾醇、维生素、挥发油、黄酮类物质等，能抗疲劳、调节神经系统功能、提高人体免疫力、调节内分泌系统功，并能抗有害物质刺激。

从提高免疫力角度来说，人参能明显地增强网状内皮系统的吞噬功能，从而有效地增强机体的抵抗力。网状内皮系统的吞噬功能在于把侵入体内的微生物病原体及其分泌的毒性产物和遗骸、体内衰老死亡的细胞、突变细胞、免疫复合物、前凝血物质、凝血及纤溶产物、脂质等吞噬、融合与消化，因而在抵抗感染、休克、肿瘤、自身免疫性疾病、心血管疾病的发生和发展方面起到非常重要的作用。从人参中提取的人参皂苷既能促进网状内皮系统的吞噬细胞增殖，又有激活其功能的作用。

人参有助于抗御外邪侵袭，抵抗有害物质的伤害，对于高温、寒冷、窒息性缺氧、强迫性疲劳等物理因素造成的机体损伤，有良好的保护性作用。它能明显降低烟雾吸入后增加的肺血管通透性，减轻气管和肺部的病变；还能较好地减轻生物致病因子刺激机体时所引起的应激反应；有抗金黄色葡萄球菌、大肠埃希菌、痢疾志贺菌感染作用；有防御和恢复放射线应激性损伤的作用。

临床报道，人参对于高血压病、心肌营养不良、冠状动脉硬化、心绞痛等，都有一定时治疗作用，可以减轻各种症状。慢性胃炎伴有胃酸缺乏或胃酸过低者，服用人参可见胃纳增加，症状减轻或消失，但对胃液分泌及胃液酸度无明显影响。有报道称人参可使慢性胃炎患者胃痛消失，食欲增强，大便正常，胃液总酸度增加。人参对神经系统有显著的兴奋作用，能提高机体活动能力，减少疲劳，对不同类型的神经衰弱患者均有一定的治疗作用，使体重增加，全身无力、头痛、失眠等症状消除或减轻。

人参可煮水喝，可做糕、做羹，可熬膏、制丸，浸酒泡茶，以及烹制菜肴。人参烹制的药膳，可通过免疫系统功能的增强和调节而发挥作用，用于虚损、休克、白细胞减少症、贫血、血小板减少、癌症等，并适宜于各种感染性疾病呈虚弱表现者食用。

山野林海中自然生长的人参，生长过程未经任何人工管理，纯天然长成的，叫野山人参，又叫野山参、山参、真人参。山参经过移植者，叫移山参，又叫山参扒货。人工种植生长而成的人参，叫园参。新鲜人参洗刷干净，在日光下晒一天，然后用硫黄熏制烘干，供药用，叫生晒参。人参经蒸制后，呈暗红色，叫红参。

红参性偏热,一次服用量不宜超过3克;生晒参性较平和,可适当增大,可用6克。如较长时间服用,量宜减半。如用于祛病补虚,或补虚救脱,量可增至2倍或3倍,甚或更多。古方及现代经验方多有特殊用量,散剂或膏方往往一次投料较长时间服用,一次的用量会较大,应在医生指导下服用。

虚者当补,体质虚弱,病弱正虚,人参宜于服用;而体质强实,邪盛正不虚,即不宜用参进补。此外,当感冒初起,心情恼怒,以及食积胀痛时,谨用人参。下面具体介绍以人参为主要原料的药膳烹制和服用方法。

## 人参当归炖猪心

**原料:**猪心1个,人参3克,当归15克,盐适量。

**用法:**猪心剖开,去油脂,洗净;人参、当归加水浸1小时后,装猪心内。把猪心放砂锅中,加水适量,用小火炖至猪心熟烂,加盐调味,去当归,吃猪心、人参喝汤。

## 参芪烧牛肉

**原料:**黄牛肉500克,红参6克,炙黄芪、白术各20克,山药50克,生姜、葱、黄酒、精盐适量。

**用法:**将牛肉洗净,放沸水中焯3分钟,切成约2厘米长的条;炙黄芪、白术、山药用纱布袋扎好,加水浸1小时;红参用温水浸1小时。将各物连同所浸的水一并放锅中,放生姜、葱、黄酒焖烧1小时,去药袋,加精盐调味,吃牛肉、红参喝汤。

## 参麦乌龟煲

**原料:**乌龟1只,生晒参、石斛各15克,麦冬30克,枸杞子15克,火腿肉30克,葱、黄酒、盐适量。

**用法:**生晒参、麦冬、石斛加水浸1小时,用文火煎煮2小时,取浓汁备用；枸杞子洗一下，加水浸10分钟；宰龟，除去内脏，用温水烫洗净；将龟肉、火腿肉放瓦罐中，倒入煎煮好的药汁，放黄酒、盐、葱，炖煮1小时，去葱，下枸杞子，用中火煮10分钟，佐餐食用。

## 参髓羹

**原料：** 猪脊髓1具，鲜人参、枸杞子各15克，鲜怀山药200克，黄精30克，红糖适量。

**用法：** 鲜人参洗净，切作丁；鲜怀山药洗净，去皮，切作丁；黄精剁作末；猪脊髓、枸杞子分别洗净，备用。先将鲜人参、怀山药、黄精放锅中，加水煮至人参熟，放入猪脊髓、枸杞子、红糖，炖煮5分钟，即可食用。

## 人参鱼头汤

**原料：** 人参3克，花鲢鱼头1只，花生油、黄酒、盐适量。

**用法：** 人参切成薄片，用温水浸透；鱼头去鳃，劈开两半。把锅烧热，倒入花生油烧至八成热，放鱼头煎炸，烹入黄酒，将人参连同所浸之水一并倒入，猛火煮开，加盐再煮10分钟，调好味，吃鱼头、人参片喝汤。

## 人参莲肉汤

**原料：** 生晒参10克，莲子10枚，冰糖30克。

**用法：** 生晒参、莲子放碗中，加凉水泡发，再加冰糖。将碗放蒸锅中，隔水蒸炖1小时。生晒参可连续使用3次，于次日再加莲子、冰糖和水适量，如前法蒸炖。喝汤吃莲肉，第3次时将人参一起吃下。

## 补脑饮

**原料：** 红参1.5克，牛奶180克，鸡蛋黄、苹果、橘子各1个，胡萝卜半条。

**用法：** 先将鸡蛋黄打散，搅和在牛奶里，再将胡萝卜、苹果、橘子等分别榨成汁，红参另煎取汁兑入，一并搅和混匀食用。现制现饮，于睡前半小时一次食用。

**说明：** 本饮有补脑益智、壮神强心的作用，适宜于脑力劳动者补脑健身，养心安神，用作代替夜点心，既能充饥，又能健脑安神，促进深睡，使脑力疲劳较快消除。

**识药心得**

　　人参的主要功效在于补益，通过人参补益可使机体体质增强。对于正气损伤，身体虚弱而不足以抵抗病邪者来说，用人参来益气补虚、扶正祛邪，不失为有效的治疗手段。

　　人参大补元气，能挽救气虚欲脱，治疗气息短促、汗出肢冷、脉微细，或大量失血引起的虚脱等危急病症。用人参10~30克，加水煎服，可治疗大失血或一切急慢性疾病引起的虚脱，面色苍白、大汗肢冷、呼吸微弱。用人参、熟附子、生姜水煎服，可治疗阳虚气喘，自汗盗汗，气短头晕。

　　人参益心气，安心神，善于治疗气血两亏，心神不安、心悸怔忡、失眠健忘等。猪腰加水煮熟，细切，加人参、当归同煎，吃猪腰喝汤，可治疗心气虚损，怔忡自汗。

　　人参补益肺气，可治疗肺虚呼吸短促、行动乏力、动辄气喘病证。用人参与麦冬、五味子配合，可治疗气阴两伤，口渴多汗、气短喘促。

　　人参能补脾益气，治疗脾胃虚弱，倦怠乏力、纳呆、腹胀、泄泻，气虚脱肛病症。人参、莲肉加水煎服，可治疗下痢不思进食。用人参、附子、生姜，加水煎服，治疗胃虚冷，中脘气满，不能传化，善饥不能食。

　　人参能生津止渴，治疗消渴；高热大汗后，气伤液耗，身热口渴，以及热伤气阴，口渴汗多、脉弱，均宜服用。人参研粉，用鸡蛋清调服，可治疗消渴引饮。用人参、天花粉各等分，研粉，炼蜜为丸，用麦冬汤送下，可治疗消渴引饮无度。

《本草纲目》说：人参治男妇一切虚证，吐血，嗽血，下血，血淋，血崩诸病。人参与大枣加水煎煮，取汁服用，可用于大出血后调补。人参、侧柏叶、荆芥穗研粉，加面粉，用凉水调如稀糊服用，治疗吐血下血，及因七情所感，酒色内伤，气血妄行，口鼻俱出，心肺脉散，血如涌泉。

# 二、黄芪

黄芪是豆科植物蒙古黄芪的根。它性温，味甘；归肺、脾经。功能补气升阳，益卫固表，托毒生肌，利水消肿，多用于治疗肺脾气虚，食少便溏、气短乏力；中气下陷，久泻、脱肛、子宫下垂；卫气不足，表虚自汗；气虚湿阻，水肿、尿少；气血不足，痈疽不溃或久溃不敛等。

黄芪中含有活性较强的有效成分三萜皂苷、黄酮类、多糖类、氨基酸和微量元素等。黄芪对免疫系统具有广泛的影响，以免疫增强、免疫调节为主，在一些条件下又具有免疫抑制作用；有一定的抗炎和免疫活性；能提高细胞对干扰素的敏感性，对流感有预防效果。有人认为黄芪增强机体免疫力的功能可与胎盘球蛋白相媲美，可用来提高机体的免疫功能。总之，黄芪在增强机体免疫力、抗疲劳、抗衰老、强心、抗肿瘤等方面显示了良好的效用。

（1）增强机体免疫力：黄芪有保护肝脏、防止肝糖原减少的作用。它能促进肝细胞的再生，具有增强小肠运动和平滑肌紧张度的效应。它能显著减少尿中蛋白的量，使肾脏病变减轻，有改善肾功能的作用。它具有双向调节血糖作用，对甲状腺功能低下有对抗作用。它能改善低氧血症，纠正酸性中毒；能保护人血红细胞免受自由基的攻击；能促进造血干细胞的增殖和向红系与粒系细胞分化；对白细胞、血小板数、网织红细胞数和巨核细胞数下降有明显回升作用；能促进各类血细胞的生成、发育及成熟过程，促进骨髓的造血功能；可使血浆中C含量明显提高。

（2）抗疲劳：黄芪能显著延长氢化可的松耗竭小鼠游泳时间和增加肾上腺重量，对小鼠数种缺氧模型具有显著的改善作用；能使正常和虚弱小鼠的抗寒生存时间延长，对辐射后动物的体重、白细胞数及细胞结构有显著保护作用；能增加肾上腺皮质激素的合成和分泌，延长老年鼠游泳时间。

（3）抗衰老：黄芪具有延长细胞的体外生长寿命，抑制病毒繁殖，降低病毒对细胞的致病作用；能提高脾脏和肝脏RNA含量，能促进DNA合成，加速肝脏分化增殖；可提高机体抗氧化酶和抗氧化剂含量的活力，降低血清脂褐质的含量；能补气生血进而有安神作用；对免疫功能有明显的促进作用；能提高机体的应激能力。这些都充分显示了黄芪的抗衰老效用。

（4）强心：黄芪能明显改善心肌收缩功能，增加冠脉流量，对心功能有保护作用；还有缩小心肌梗死面积、减轻心肌损伤的作用。它还有降压的作用。

黄芪还有很强的抗肿瘤、抑制流感病毒、水疱性口炎病毒、辛德比斯病毒等作用。

黄芪一次用量为9~15克，大剂量可至60克。它在传统的丸、散、膏、丹里用得十分普遍，现代成药除了丸剂，还有片剂、冲剂、糖浆、口服液、注射液等，同时用于煎剂、浸酒、作散、熬膏；居家可用作茶饮、粥饭、药膳的原料。以黄芪为主要原料烹制的药膳，多用于白细胞减少症、哮喘、肾炎、萎缩性胃炎、慢性肝炎等病，防治流感、肺炎等亦多用之。

## 黄芪汽锅鸡

**原料：** 嫩母鸡1只，黄芪30克，精盐、黄酒、葱、姜、胡椒适量。

**用法：** 宰鸡，去毛、爪、内脏，洗净后投沸水锅内焯3分钟，再用凉水冲洗待用；黄芪片加水浸透，纳入鸡腹内；葱、姜洗净，切好待用。将鸡放汽锅内，再放葱段、生姜片、黄酒、盐，放足量水，用棉纸封口，上屉用旺火蒸致沸后，再蒸2小时出屉，捡出葱、姜，把黄芪从鸡腹内取出，码放在鸡上，加胡椒粉调味食用。

## 黄芪烧活鱼

**原料：** 活鲤鱼约750克重者1尾，黄芪、党参各15克，水发香菇、冬笋各50克，葱段、生姜片、大蒜瓣、白糖、黄酒、盐、酱油、生粉、菜油适量。

**用法：**鲤鱼去鳞、鳃、鳍后剖腹，去内脏，洗净，在鱼身上划十字花刀；水发香菇一切两半，葱段、生姜片、大蒜瓣洗净备用；炒锅用武火烧热，放菜油烧至六成热，放鲤鱼炸至鱼呈金黄色，捞出沥去油；锅内放菜油、白糖，炒至糖油成枣红色时，将鲤鱼、党参、黄芪下锅，加适量清水，用武火烧沸后，改用小火煨炖至汤浓；将鱼捞放盘内，捡去党参、黄芪、生姜、葱，把笋片、香菇放汤中，煮5分钟，用茨粉勾茨，佐餐食用。

## 黄芪海参煲

**原料：**党参、黄芪各30克，水发海参150克，香菇50克，时令蔬菜200克，花生油、盐适量。

**用法：**党参、黄芪加水浸1小时；水发海参剖腹，去内脏，洗净；香菇加水浸透，一切两开；时令蔬菜洗净，切好；炒锅置旺火上，放花生油，烧至六成热，下海参、香菇煸炒一下，捞出放砂锅中，将党参、黄芪及所浸的水一并倒入，煮沸后用小火煨煮1小时，下时令蔬菜，加盐煮3分钟，弃党参、黄芪食用。

## 黄芪牛肉汤

**原料：**牛肉150克，黄芪、红枣各20克，盐、黄酒适量。

**用法：**牛肉用温水洗净，切成薄片；红枣洗净，加水浸2小时；黄芪洗净，加水浸1小时，装纱布袋内，扎好袋口；将牛肉、红枣及黄芪药袋一并放锅中，加水足量，放盐、黄酒等，炖煮至牛肉熟烂；弃黄芪药袋，吃牛肉、红枣，喝汤。

## 黄芪红枣饮

**原料：**黄芪60克，红枣30克，冰糖30克。

**用法：**红枣洗净，加水浸2小时；黄芪加水浸2小时。将黄芪与红枣一并放砂锅中，加水至足量，煎煮30分钟后，加冰糖调味，取药汁饮服，红枣一并嚼食。每剂可连煎两次，将两次煎汁混合，代茶饮用。

## 黄芪固表饮

**原料：**黄芪10克，防风6克，生白术12克，炒陈皮6克，北沙参9克，生麦芽15克，败酱草15克。

**用法：**加水足量，煎煮2次，合并药汁。每日一料，分2次于早晚食后饮用。

**说明：**本膳为施仁潮处方，用于疫病流行期间增强抵抗力防御疫病。加减法：湿重者，白术改用苍术，加藿香、佩兰；咽炎明显的，加用桔梗、甘草；宿多痰嗽，加用牛蒡子、鱼腥草，痰热重的用黄芩、瓜蒌；慢性胃肠疾病者加用蒲公英、厚朴；有感冒征兆的加贯众。在新冠肺炎流行之时，各地许多专家、部门拟订了预防处方，黄芪是颇为推崇的中药之一。陕西省推荐的成人预防方是：生黄芪15克，炒白术10克，防风6克，炙百合30克，石斛10克，梨皮30克，桔梗10克，芦根30克，生甘草6克。甘肃推荐的虚体易感人群食疗方是：红萝卜250克，马蹄250克，竹蔗500克，鲜百合150克，生黄芪30克，蜜枣4粒（适合4人饮用，可凭个人喜好加入瘦肉适量，慢煲3小时，甜食或咸食均可）。

## 补虚正气粥

**原料：**炙黄芪20克，党参15克，粳米100克，白糖适量。

**用法：**将黄芪、党参加清水浸泡40分钟，煎煮2遍，合并煎汁备用。粳米洗净煮粥，粥将成时加党参、黄芪浓缩液，再煮5分钟即可，酌加白糖食用。

**说明：**本膳配方出自《圣济总录》，功能补正气，疗虚损，抗衰老，适宜于防治内伤劳倦，年老体弱，久病身瘦，心慌气短，体虚自汗，脾虚久泄，食欲不振等。

黄芪，春、秋季采挖，除去泥土、须根及根头，晒至六七成干，理直扎捆后晒干，入药用。固表、托疮、利水、利痹用生黄芪，健脾用蜜炙，补气用麸皮拌炒。

黄芪可用于气虚乏力，食少便溏，中气下陷，久泻脱肛，便血崩漏，表虚自汗，气虚水肿，痈疽难溃，久溃不敛，血虚萎黄，内热消渴等；可用于慢性肾炎蛋白尿，糖尿病等病。

黄芪健脾益气，且具升阳举陷的功效，可治疗气虚乏力及中气下陷，倦怠乏力，脱肛、子宫脱垂等；黄芪益气健脾，运阳利水，可治疗水肿而兼有气虚症状者。

黄芪补气养心，用黄芪30克，加水煎煮，每日1剂，连服3天为一个疗程，能改善胸闷、气短、心悸、乏力等，可用于治疗病毒性心肌炎并发室性早搏病症。

黄芪固护卫阳、实表止汗，可治疗表虚自汗；表虚易感风寒者，多与防风、白术同用。用于气血不足、疮疡内陷、脓成不溃或久溃不敛。

黄芪能温养脾胃而生肌，补益元气而托疮，可治疗气血不足，疮痈内陷、脓成不溃、或溃破后久不收口等。《太平惠民和剂局方》黄芪六一汤用黄芪6份，一半生焙，一半加盐水在饭上蒸熟；甘草1份，一半生用，一半炙黄。两药一并研成粉末，一次6克，每日2次，治疗男子、妇人诸虚不足气虚血弱，肢体劳倦，胸中烦悸，时常焦渴，唇口干燥，面色萎黄，不思饮食，或先渴而发疮疖，或病痈疽而后渴者，或卫虚自汗等。

黄芪益气活血，通络利痹，用以治疗气虚血行不利，肢体麻木、关节痹痛及中风后半身不遂等属于久病气虚者，有助于中风偏瘫的康复治疗。

黄芪益气生津，用于消渴证，常配合生地、麦冬、天花粉、山药等使用。

# 三、党参

党参是桔梗科植物党参的根。它性平，味甘；归脾、肺经。功能补中益气，健脾益肺，生津和胃，多用于治疗脾胃虚弱，气血两亏，食欲不振、大便稀烂、四肢无力、心悸气短、面目浮肿、虚劳内伤、自汗烦渴、脱肛、子宫脱垂等。

党参含有17种氨基酸，并含多糖、皂苷等物质。它能提高腹腔巨噬细胞的吞噬能力，增强机体免疫力；能提高中枢神经系统的兴奋性，提高机体的活动能力；能对抗缺氧、放射线损伤、低温、炎症、疼痛等有害刺激的影响；对机体的造血功能有促进作用，可使红细胞和血红蛋白含量增加，并能对抗放疗和化疗引起的白细胞减少。

党参一般用量9~15克，大剂量可用至30~60克。其在传统的丸、散、膏、丹里普遍使用，现代成药除了丸剂，还有冲剂、糖浆、口服液等，同时用作水煎、熬膏；居家可用作茶饮、粥饭、药膳的原料。以党参为主要原料烹制的药膳，多用于白细胞减少症、贫血、慢性胃炎、银屑病等病。由于党参长于补益，病证属于邪气盛实者慎用。

## 党参补益鸡

**原料：** 仔鸡约1000克重者1只，党参30克，山药50克，当归15克，红枣50克，淡菜50克，胡椒、生姜末、葱花、盐各适量。

**用法：** 宰鸡，用热水煺毛，剖腹，去内脏洗净；山药、淡菜、党参、当归加水浸半天；红枣去核，胡椒打碎，盐微炒备用；把山药等连同红枣、胡椒、生姜末一并装鸡腹内，鸡腿折于腹中，鸡头向上，放锅中，加清汤适量，盖好，用小火炖煮至熟，加盐调味，撒上葱花；吃肉喝汤，佐餐食用。

## 四君蒸鸭

**原料：** 嫩肥鸭约1000克重者1只，党参15克，白术、茯苓各12克，炙甘草6克，生姜、葱、黄酒、鲜汤、盐适量。

**用法：**宰鸭，煺毛，剁去嘴、脚，在鸭的背面尾部横开一刀，抠出内脏，洗净，放沸水中淖3分钟捞起，将鸭翅向背上盘起；党参、白术、茯苓、炙甘草用洁净纱布袋包好，浸透后放鸭腹内。将鸭子放蒸碗内，放生姜、葱、黄酒、鲜汤，用湿绵纸封住碗口，然后将碗放锅中，用旺火蒸约3小时，拣出湿绵纸，取出药包。把鸭翻于盘内，拣去姜、葱，加盐，倒入原汤，佐餐食用。

## 归参鳝鱼羹

**原料：**黄鳝150克，当归、党参各15克，菜油、葱段、生姜片、黄酒、盐适量。

**用法：**黄鳝去骨及内脏，洗净，切成细丝；党参、当归加水浸1小时，煎煮取汁，连煎两次，合并两次煎汁备用；炒锅放旺火上，加菜油，烧至六成热，下葱段、生姜片煸出香味，下鳝鱼丝炒几下后，烹入黄酒，加盐煸炒至熟，佐餐食用。

## 糖参润肺汤

**原料：**猪排骨300克，白糖参、党参各15克，怀山药、百合、大枣各18克，杏仁10克，冰糖适量。

**用法：**猪排骨用温水洗过，连同各药一并放锅中，加水适量，先用大火煮沸，去泡沫，改用小火炖煮2小时，加冰糖食用，党参、百合、杏仁一并吃下。

## 参枣米饭

**原料：**党参3克，红枣10个，糯米150克。

**用法：**红枣洗净，加水浸2小时；党参切作薄片，加水浸2小时；糯米淘净，放大碗中，浸红枣、党参的水一并倒入，将红枣、党参放米上。然后将碗放锅中，隔水蒸熟，作中饭或晚饭食用，党参、红枣一并吃下。

说明：本配方出自《醒园录》，有健脾益胃的作用，适宜于调治脾虚气弱，疲乏无力，肢体倦怠，面色无华，食欲不振，大便溏薄。

## 生脉大枣茶

原料：党参、大枣各20克，麦冬10克，北五味子6克，冰糖适量。

用法：将大枣洗净，与党参、麦冬、五味子同放砂锅中，加水1000克，煎煮取汁800克，放冰糖搅匀溶化即可，分多次饮用，大枣一并嚼食。

说明：本茶饮在《备急千金要方》中有介绍，有益气养阴、健脾开胃的作用，适宜于调治虚劳气阴不足，精神不振，气短懒言，神疲乏力，久咳少痰，口咽干燥。

党参是最常用的补气中药，它健脾运而不燥，滋胃阴而不湿，润肺而不犯寒凉，养血而不偏滋腻，凡治疗用药需要人参的，都可用党参来代替。《本草正义》说，党参力能补脾养胃，润肺生津，健运中气，与人参不甚相远。正由于党参与人参功用相近，所以同一中医古方，有的书记载的是人参，有些书则是党参。但要注意，毕竟党参的补气作用要比人参弱，代替人参时用量需加大。

党参清肺金，补元气，开声音，助筋力。《得配本草》中党参膏用党参、沙参、龙眼肉水煎浓汁，至滴水成珠，用磁器盛贮。空腹服用，用开水冲服。

党参治泻痢与产育气虚脱肛。《不知医必要》参芪白术汤以党参配合炙黄芪、炒白术、肉豆蔻、茯苓、炒山药、炙升麻、炙甘草，加生姜煎服。

党参健脾温胃，治服寒凉峻剂，以致损伤脾胃，口舌生疮。《喉科紫珍集》参芪安胃散，以党参、炙黄芪、茯苓、生甘草、白芍，水煎温服；《青海省中医验方汇编》治小儿口疮，用党参30克，黄柏15克，加工成粉末，吹撒患处。

# 四、太子参

太子参为石竹科植物孩儿参的干燥块根。补益力较弱，适宜于小儿体弱者，所以又叫孩儿参。它性微温，味甘、苦；归脾、肺经。功能补肺健脾，补气生津，多用于治疗阴虚肺弱，咳嗽痰少；脾虚食少，神疲倦怠；病后体虚，饮食减少、心悸不宁、自汗出、口干少津等。体虚不受补，病邪未净者，多用之。

太子参含果糖、淀粉、皂苷等，能促进免疫功能，提高机体免疫力。它对吸烟所致小鼠的损害有保护作用，可使耐缺氧时间延长，器官内膜上皮光镜下病理性改变减轻。太子参皂苷A还具有较好的抗病毒作用。国家颁布的《非典型肺炎中医药防治技术方案（试行）》的预防处方中，就用到了太子参。

太子参一次用量为9~30克。居家用作茶饮、药膳的原料。

## 太子鸡丁

**原料：** 鸡胸肉100克，太子参15克，盐适量。

**用法：** 太子参洗一下，放适量水，煮沸后盛出；鸡肉切丁，入锅滑炒变色，再将太子参连同煎煮的水一并倒锅中，用小火炖熟，放盐调味，佐餐食用。

## 太子参芪鸭条

**原料：** 老鸭1只，猪瘦肉100克，太子参、黄芪各15克，陈皮10克，葱段、生姜片、菜油、盐、黄酒、酱油适量。

**用法：** 宰鸭，去毛及内脏，洗净，鸭皮上用酱油涂抹均匀，放油锅内炸至鸭皮呈金黄色时捞出沥油；太子参、黄芪、陈皮同放砂锅中，加水浸1小时；猪瘦肉切成块，下沸水锅中氽一下捞出，除净血秽。把猪肉放砂锅中，加黄酒、生姜片、葱段，太子参、黄芪、陈皮连同所浸之水倒入，放盐、酱油，加水足量，用武火烧开后改用小火，焖至鸭酥时取出，滗出原汤待用。将鸭子拆去大骨，斩成手指条块，整齐地放入大汤碗内，倒入原汤食用。

## 太子参肉丝汤

**原料：**猪瘦肉150克，太子参30克，猪油、葱段、生姜末、黄酒、清汤、盐适量。

**用法：**太子参洗净，加水浸2小时；猪瘦肉放沸水锅中余一下，捞出洗净，切成丝。炒锅中加猪油烧热，下葱段、生姜末，煸炒至香气大出，再放入猪肉、太子参，烹入黄酒、盐、清汤，煮熟，佐餐食用，太子参一并吃下。

## 太子参烧羊肉

羊肉350克，太子参30克，香菇25克，玉兰片25克，鸡蛋1个，花椒、生姜、大葱、酱油、盐、淀粉、糖、黄酒适量。

**用法：**太子参加水煎取汁，浓缩药汁备用；羊肉用温水洗净，切成薄片；鸡蛋、淀粉加糖色少许搅成糊，放入肉调匀；香菇、玉兰片皆切成坡刀片，同葱丝、姜丝放在一起。锅中油烧至五成热，将羊肉下锅，炸成红黄色，出锅滗油，锅内留底油，入花椒炸黄捞出。将葱、姜、香菇、玉片下锅煸炒，加清汤、酱油、盐、黄酒，再将羊肉及太子参浓缩汁放入，烧至汁浓菜烂时，出锅食用。

## 太子红枣饮

**原料：**太子参15克，红枣30克，冰糖30克。

**用法：**太子参洗净，加水浸1小时；红枣洗净，加水浸2小时；将太子参、红枣及所浸之水一并倒锅中，用旺火烧沸，加冰糖，改用小火炖至红枣熟烂；喝汤，吃红枣，太子参一并吃下。

## 太子参粥

**原料：**太子参30克，薏苡仁100克，冰糖50克。

**用法：**太子参放砂锅中，加水浸2小时，煮透；薏苡仁加水浸半天，放搪瓷缸中，再将缸放高压锅中，锅中加水，盖好，煮至鸣叫3分钟，住火，候凉，取出薏苡仁，倒锅中，放入煮透的太子参，用小火煮至薏苡仁黏稠，加冰糖调味，作点心或早餐食用，太子参一并吃下。

识药心得

太子参功似人参而力薄，为补气药中一味清补之品，可治疗病后气阴两亏证，邪未去尽，而见气虚不足、津少口渴者也可用之。

劳力损伤，神疲乏力，食少纳呆，脉细弱，取太子参15~18克，放碗中，加黄酒、红糖适量，隔水蒸熟服用。

病后气血亏虚，神疲乏力，用太子参15克，黄芪12克，五味子3克，炒白扁豆9克，大枣4枚，水煎代茶饮。

脾虚便溏，饮食减少，用太子参12克，白术、茯苓各9克，陈皮、甘草各6克，水煎温服。

痰热郁肺，咳嗽痰多，日久不愈，气阴不足，口干乏力，太子参15克，南沙参12克，鱼腥草20克，炙紫菀9克，炙甘草，水煎服。

病后虚热，津伤口干，太子参15克，生地15克，白芍12克，玉竹10克，石斛10克，水煎服。

# 五、白术

白术是菊科植物白术的干燥根茎。它性温，味甘、苦；归脾、肾经。功能补气健脾，燥湿利水，止汗安胎，多用于治疗脾气虚弱，食少便溏、脘腹胀满、倦怠无力；脾虚水湿停留，痰饮水肿；脾虚气弱，自汗出；妊娠脾气虚弱，胎动不安，以及习惯性便秘、非特异性水肿、肝硬化、白细胞减少症等。

白术含有苍术醇、苍术酮、维生素A等，能促进细胞免疫功能，有免疫调节作用；能促进小鼠体重增加和增强游泳的体力；对由化学治疗或放射治疗引起的白细胞减少症有治疗作用。国家颁布的《非典型肺炎中医药防治技术方案（试行）》的预防处方中，就用到了白术。

（1）强壮作用：白术煎剂灌胃，能促进小鼠体重增加和增强游泳耐力，白术能增强网状内皮系统的吞噬功能，对小鼠网状内皮系统呈活化作用，促进小鼠腹腔巨噬细胞的吞噬功能，使巨噬细胞的吞噬百分率，吞噬指数及其溶酶体消化平均较对照组显著增加。在白细胞减少症时，白术有升白作用。白术还能提高淋巴细胞转化率和自然玫瑰花形成率，促进细胞免疫功能。

（2）抗肿瘤作用：白术挥发油中之中性油对食管癌细胞有明显抑制作用。白术能促进造血功能，白术煎剂对于用化疗、放疗引起的白细胞下降有使其升高的作用；还能促进蛋白质合成，白术煎剂能明显促进小鼠小肠蛋白质的合成。

（3）健胃作用：白术对家兔离体小肠自发活动的影响多不相同，白术能增强兔离体小肠自发性收缩活动，使其收缩幅度加大，白术油可抑制肠管的自发运动。白术提取物灌胃，对动物水浸束缚应激性溃疡有显著抑制效果。

白术一次用量为6~12克，重剂可用至30克。在传统的丸、散、膏、丹里用得十分普遍，现代成药除了丸剂，还有片剂、冲剂、胶囊、糖浆、口服液等，同时用于煎剂、浸酒、作散、熬膏；居家可用作茶饮、粥饭、面点、药膳的常用原料。以白术为主要原料烹制的药膳，可用于慢性胃炎、慢性过敏性结肠炎、风湿病、肾炎、癌症等。白术性燥，阴虚燥渴，气滞胀闷者忌服。

## 白术党参猪肘汤

**原料：**猪肘1只，白术、党参、生姜各40克，盐适量。

**用法：**猪肘用温水洗干净，放沸水中淖3分钟，洗净，放锅中，加白术、党参、生姜，用小火煲3小时，放盐调味食用。

## 白术蚌肉羹

**原料：**新鲜蚌肉50克，油菜100克，白术、柴胡各12克，生姜末、黄酒、荠粉、菜油、盐等适量。

**用法：**蚌肉用温水洗净，剁碎；油菜洗净，切细；白术、柴胡放砂锅中，加水煮沸5分钟后，改用小火煎煮15分钟，滤取药液备用；炒锅放旺火上，放菜油烧热，下生姜末、蚌肉，炒几下后烹上黄酒，炒5分钟，再倒入滤得的药液，并加切好的油菜，放盐，加盖煮至蚌肉熟烂，用荚粉勾荚，烧开，佐餐食用。

## 参术蒸鱼

**原料：** 草鱼约600克重者1尾，白术、党参、干姜、花椒各10克，黄酒、盐、生姜片、葱段适量。

**用法：** 白术、党参、干姜、花椒等药一并烘干，加工成粉末，过筛取粉备用；草鱼去鳞，除去鳃，弃内脏，洗净，在鱼两边斜划几道花纹；将黄酒、盐、中药粉末同放碗内，搅匀，抹在鱼身内外。将鱼放盘内，放入生姜片、葱段，用猪网油包好，上笼蒸30分钟，去猪网油、生姜片、葱段，上桌食用。

## 白术猪肚粥

**原料：** 猪肚100克，白术、槟榔各10克，粳米100克，生姜、盐适量。

**用法：** 白术、槟榔用纱布袋装好，与猪肚片同放砂锅中，放生姜，加清水适量，煮至猪肚片熟烂，捞出猪肚，装盘；弃药袋，以药汤汁代水，煮粳米至米烂汤稠，加盐调味食用。

## 益脾饼

**原料：** 白术20克，干姜6克，茯苓15克，鸡内金10克，红枣100克，面粉100克。

**用法：** 白术、干姜、鸡内金加工成粉末，过筛取粉；红枣去皮核，取肉挤压成泥。将枣泥及药粉、面粉一并放盆中，加水和面成面团，做成大小相等的饼，上蒸屉蒸熟，作点心食用。

**说明：** 本饼配方出自《医学衷中参西录》，有健脾益气、开胃消食的作用，可用于食欲不振，食后胃痛，慢性腹泻，肠胃功能紊乱等。

### 八仙早朝糕

**原料：** 炒白术、怀山药、芡实、莲肉、炒薏苡仁各120克，茯苓、陈皮各60克，人参、桔梗各30克。

**用法：** 以上各物加工成粉末，加适量粳米粉、糯米粉拌匀，用蜂蜜或白糖拌匀做糕，蒸熟后切成片，焙干收贮，于晨起空腹时食用，每次50克。

**识药心得**

白术用于脾胃虚弱，食少胀满，倦怠乏力，水湿泄泻。白术补脾燥湿，可治疗脾胃虚弱、食少倦怠及脾虚湿困、腹胀泄泻等。取白术酒浸，九蒸九晒，菟丝子酒煮后晒干，共研成粉末，蜜丸服用，治疗虚弱枯瘦，食而不化。白术丸用白术、芍药研粉，用米饮为丸服用，可治疗脾虚泄泻。白术还可用于水湿停留、痰饮、水肿。白术燥湿利水，可治疗水湿内停之痰饮或水湿外溢之水肿。白术、车前子各等分，炒过后研成粉末，用温开水送服，可治疗湿泻暑泻。

白术有固表止汗之功，用于表虚自汗，可与黄芪、浮小麦等同用。白术与小麦同煮后，将白术研粉，用黄芪煎汁送服，可治疗老人小儿虚汗。白术研成粉末，用温开水送服，可治疗自汗不止。用白术4份，一份与黄芪同炒，一份与石斛同炒，一份与牡蛎同炒，一份用麸皮炒，各炒至微黄，取白术，研成粉末，用粟米汤调下，治疗盗汗。

《本草通玄》说，白术安胎者，除胃中热也。白术补气健脾，且能安胎，可治疗脾虚气弱，胎动不安，并治妊娠水肿。

## 六、黄精

黄精是百合科植物黄精的根茎，古人认为它属于芝草一类，尽得土地之精粹，所以叫作黄精。《神仙芝草经》说，黄精宽中益气，能使五脏调和，肌肉充盛，骨髓坚强，气力倍增，多年不老，颜色鲜明，白发变黑，齿落更生。它味甘，性平，归肺、脾、肾经。功能润肺滋阴，补脾益气，多用于肺虚燥咳；肾虚精亏，腰脚酸软、头目眩晕；脾胃虚弱，倦怠无力、食欲不振、口干食少，病后虚弱。

黄精的主要成分有蒽醌类化合物、洋地黄糖苷、氨基酸、黏液质、淀粉、糖、烟酸、锌、铜、铁。它有较好的提高机体免疫力作用，含有的黄精多糖对免疫功能低下患者的淋巴细胞有高度激发作用。它能增强细胞免疫功能，能使小鼠胸腺重量显著增加；能促进机体蛋白质合成，促进能量生成，减少细胞废物的含量，对抗自由基伤害，对多种致病菌有明显的抑制作用。

（1）提高免疫力：黄精能提高机体免疫功能，口服黄精可拮抗环磷酰胺引起的白细胞减少，同时使中性粒细胞吞噬作用增强，溶血空斑计数升高。黄精多糖对正常人外周血淋巴细胞有中度激发作用，对免疫功能低下患者的淋巴细胞有高度激发作用。

（2）改善血液循环：黄精可扩张冠状动脉，增加冠状动脉血流量，可防止动脉粥样硬化并有抗心肌缺血作用。黄精能改善微循环，其水煎液可对抗肾上腺素造成的微循环障碍，显著缩短恢复正常血流的时间。黄精有增加心率和降压作用。

（3）改善代谢功能：黄精有降血糖的作用，其降糖是通过抑制肝糖原酶解而发挥作用的。黄精水或乙醇提取液能显著降低血甘油三酯和总胆固醇，对高密度脂蛋白胆固醇无明显影响。黄精对防止动脉粥样硬化及肝脏脂肪浸润有一定作用。黄精尚有抗脂肪肝及缓解胃肠痉挛的作用。

（4）抗衰老：黄精具有抗衰老的作用，其抗衰老作用可能与促进机体蛋白质合成、促进能量生成、减少细胞废物的含量、对抗自由基伤害等方面有关。

黄精一次用量为9~15克。它在传统的丸、散、膏、丹中用得十分普遍，现代成药除了丸剂，还有片剂、冲剂、糖浆等，同时用于煎剂、浸酒、熬膏；居家可用作甜点、粥饭、药膳的常用原料。以黄精为主要原料烹制的药膳，多用于白细胞减少症、慢性支气管炎、风湿热、慢性胃炎、贫血、慢性肝炎、癌症等。

## 黄精煨猪肘

**原料：**猪肘750克，黄精、党参各12克，冰糖、红枣、盐、黄酒、葱段、生姜片各适量。

**用法：**将黄精、党参切作片，装入纱布袋，扎住袋口；红枣洗净，冰糖捣碎，葱、生姜洗净；猪肘刮洗干净，放沸水中煮3分钟，捞出洗净。将各物同放砂锅中，加适量清水，下葱段、生姜片、盐、黄酒等配料，用小火煨2小时，弃药袋，去葱段、生姜片，吃猪肘喝汤，佐餐食用。

## 精蒸鸡

**原料：**母鸡约1000克重者1只，黄精、山药、党参各30克，生姜、葱、盐各适量。

**用法：**宰鸡，去毛及内脏，洗净，剁成3厘米见方的块，放沸水锅内烫3分钟捞出，洗净血沫；将鸡放汽锅中，加葱段、生姜片、盐、山药、黄精、党参一并放入，盖好汽锅盖，上笼蒸3小时，分3天或3人一次食用，吃鸡喝汤。

## 杞精炖鹌鹑

**原料：**鹌鹑1只，枸杞子30克，黄精30克，葱，生姜，精盐各适量。

**用法：**宰鹌鹑，去皮及内脏，洗净，沥干；枸杞子、黄精装鹌鹑腹内，放锅中，加水适量，放葱、生姜、精盐，文火炖2小时，吃鹌鹑肉喝汤，枸杞子、黄精一并吃下。

**说明：**鹌鹑体小肉嫩，补益力强，为禽中之珍品。李时珍认为其是补养五脏，益中续气，实筋骨，耐寒暑，消结热的良药，称有补虚去疾之效用。它富含蛋白质、脂肪、无机盐、维生素等，能助小儿发育，增进食欲，提高记忆力。枸杞子补肾益精，养肝明目，黄精补脾润肺，养阴生津，强壮筋骨，与鹌鹑同用，滋补之力强，颇适宜于肝肾不足，精血亏虚，而见神疲乏力，腰膝酸软，眩晕健忘者食用。

## 黄精百合老鸭煲

**原料：**净鸭肉100克，黄精、百合各15克，食盐、鸡精适量。

**用法：**取鸭净肉放沸水中煮2分钟，取出洗净；黄精、百合可从药店购得，洗一下，黄精加水浸1小时，百合加水浸半天；将鸭肉、黄精、百合放小瓦罐中，加水足量，放生姜、黄酒，用旺火煮沸，改用小火煲2小时，放食盐、鸡精调味。稍大小儿，可吃鸭肉，喝汤，能将黄精、百合一并吃下则更好；年幼者，可取汤汁喂饲。

## 黄精豆腐羹

**原料：**豆腐、鸭血各100克，黄精15克，玉兰片50克，黄瓜50克，鸡汤、黄油、盐、湿淀粉适量。

**用法：**豆腐和鸭血切成3厘米见方的片，黄精加水浸软，将黄精连同豆腐片、鸭血片一交放砂锅中，加适量鸡汤，用小火烧至八成熟时，加黄油、玉兰片、黄瓜片，并放盐，煮至熟，用湿淀粉勾薄芡，佐餐食用，黄精一并吃下。

## 黄精生脉粥

**原料：**人参、五味子各6克，麦冬、黄精各15克，橘皮、炙甘草各9克，粳米100克。

**用法：**上药水煎至沸腾后30分钟，滤汁去渣，加粳米及适量水，共煮成粥，分2次服食。

用于健脾补气：黄精为补脾益胃的佳品，《本经逢原》说它宽中益气，使五脏调和，肌肉充盛，骨髓坚强。古代医家还说它醇浓滋补，善补脾精，善滋胃燥；主补中益气，除风湿，安五脏；甘平补气血，润安五脏，益脾胃，润心肺；味甘如饴，性平质润，为补养脾阴之正品。黄精、党参、怀山药各30克，蒸鸡食用，治疗脾胃虚弱，体倦无力。

用于补肺疗虚损：黄精润肺生津，可治疗肺虚咳嗽。黄精补养五脏，补益五劳七伤，所有虚损不足病症均可采用，可治疗间歇热、大便秘结、高血压、糖尿病、黄肿病、肺痨、咳嗽、关节炎、痛风、骨膜炎、骨折、赤白带下、虫症、神经性皮炎、脚癣、蛲虫病等。黄精加冰糖炖食，治疗肺痨咳血，赤白带下。黄精合猪肉炖食，治疗肺结核，病后体虚。

用于益肾强体质：《景岳全书》说黄精填精髓，使人能耐寒温。黄精补益精血，强健筋骨，能使力气增倍，精神不倦，颜色鲜明，发白更黑，齿落更生。《草木便方》：黄精甘平补土金，填精补髓壮骨筋，润心除风安五脏，火疡疮劳服此珍。枸杞子丸用枸杞子、黄精各等分，炼蜜和丸，于空腹时用温开水送下，主要功用是补肾精气。

# 七、山药

山药是薯蓣科植物薯蓣的块茎。它性平、味甘，归脾、肺、肾经。功能益气养阴，补脾肺肾，多用于脾虚气弱，食少便溏，或大便泄泻；肺虚喘咳；肾虚遗精、小便频多；妇女白带过多。医家张锡纯说它滋阴又补气，滑润又能涩，补肺补肾，兼补脾胃，是滋补药中的上品。它能调养脾胃功能，又由于性平和，扶正不会碍邪，在病邪存在之时也可采用。

山药含有皂苷、黏液质、尿囊素、胆碱、精氨酸、淀粉酶、蛋白质（2.7%）、脂肪（0.2%）、淀粉（16%）及碘质等。它有抗疲劳、抗衰老、抗肿瘤、抗有害物质刺激等作用，能调节代谢、增强免疫功能、促进生长、调节内分泌、调节心肾功能、兴奋造血系统功能、调节神经系统功能。

它含有的皂苷、糖蛋白、鞣质、山药碱、胆碱、淀粉及钙、磷、铁等，具有诱生干扰素的作用，能增强机体的免疫功能，改善冠状动脉及微循环血流，并能镇咳、祛痰、平喘。实验表明，山药水煎剂可显著增加脾脏重量，提高淋巴细胞转化功能，对细胞免疫和体液免疫功能有较强的促进作用。它能显著延长存活时间，具有极显著的耐缺氧作用，能明显减轻脏器受缺氧环境的损害，提高耐受性。

山药一次用量为15~30克，大剂量可用60~250克。可取药店饮片，入煎、浸酒，或合鸡、鸭炖煮食用；可研粉作料，做糕食用；可取鲜品烧制菜肴，作馅、做羹。以山药为主要原料烹制的药膳，多用于白细胞减少症、慢性胃炎、慢性腹泻、慢性肝炎、糖尿病、子宫颈炎、盆腔炎、小儿秋季腹泻、癌症等。

## 青椒山药炒肉片

**原料：** 猪瘦肉、鲜山药各150克，青椒100克，葱料、生姜、酒、酱油、花生油、糖、盐、胡椒粉、湿淀粉适量。

**用法：** 鲜山药洗净，去皮，切成小片；猪瘦肉用温水洗净，切成薄片，加黄酒、生姜末、酱油、盐、胡椒粉、湿淀粉搅拌匀，腌渍10分钟，再加花生油，腌渍30分钟；青椒切成小块。炒锅放火上，烧热后放菜油，烧至七成热，放山药片、肉片、青椒，用推勺拌和，翻炒至肉色白时，倒入漏勺沥油。锅内留少许油，放葱末、生姜末煸炒一下，放酱油、糖，并放清水少许，烧沸后，用湿淀粉勾芡，下肉片、青椒片拌和搅匀，起锅盛盘，佐餐食用。

## 烩山药鸡丝

**原料：** 鸡脯肉100克，鲜山药150克，鲜蘑菇25克，冬笋100克，菜油、芝麻油、葱段、生姜片、黄酒、高汤、盐、湿淀粉适量。

**用法：** 鲜山药洗净，刨去皮，切成细丝；鸡脯肉去皮，用温水洗净，鸡肉切成细丝，放碗中，加黄酒、盐，搅匀腌渍10分钟；鲜蘑菇洗净，冬笋洗净，分别切成细丝。炒锅放火上，加菜油烧至七成热，投入葱段和生姜片，爆出香味，下鸡肉丝，用推勺划散，加山药丝、蘑菇丝、冬笋丝，放盐翻炒，烹入黄酒，加高汤，用旺火烧煮2分钟，用湿淀粉勾芡，淋上芝麻油，即可食用。

## 软炸怀药兔

**原料：** 净兔肉250克，鸡蛋2个，山药50克，酱油、猪油、黄酒、湿淀粉适量。

**用法：** 山药取药店的干燥饮片，烘干，加工为细末备用；兔肉洗净，切成2厘米见方的块，放碗中，加黄酒、酱油、白糖、盐拌匀；再将鸡蛋打碗内，加山药粉、湿淀粉，调成蛋糊，与兔肉和匀；将炒锅置于火上，放入猪油烧至八成热时，下兔肉块炸至金黄色捞出，佐餐食用。

## 玉米山药羹

**原料：** 山药200克，嫩玉米100克，茭白肉150克，香菇、胡萝卜、松子肉各50克，菜油、盐、糖、鲜汤、湿淀粉适量。

**用法：** 山药洗净，刨去皮，切成细丁；嫩玉米洗净，香菇加水浸发，茭白肉洗净，胡萝卜洗净，香菇、茭白、胡萝卜分别切成丁。将炒锅放旺火上，烧热后放油，烧至七成热，下山药丁、胡萝卜丁翻炒几下，下香菇丁、嫩玉米，再炒几下后，加水盖好煮5分钟，加盐、糖、鲜汤，烧开后用湿淀粉调芡。做成甜味的，作点心食用；做成咸味的，佐餐食用。

## 鲤鱼山药补血羹

**原料：** 鲤鱼约500克重者1尾，山药、龙眼肉、枸杞子各15克，大枣4枚，红糖30克。

**用法：** 鲤鱼治如食法，切成3段，置大碗内，然后放入其他各物，加盖，隔水用文火蒸煮3小时。吃鱼喝汤，山药、枸杞子、大枣、龙眼肉一并吃下。

# 长寿粉

**原料：** 山药1500克，芡实、薏苡仁、莲子各240克，人参、茯苓各150克，糯米粉500克，白糖适量。

**用法：** 将山药等一并加工成粉末，过筛取粉，与糯米粉拌和。每日2次，一次取30克，冲入沸水调成糊状，加糖调味食用。

**说明：** 本膳配方出自《串雅外编》，有补益脾肾、益智延年的作用，适宜于调治脾肾亏虚，食少便溏，神倦乏力，自汗气短，记忆力减退，遗精滑精。

山药芦头栽种当年收，珠芽繁殖第2年收，11月、12月份霜降后叶呈黄色时采挖。挖出山药鲜品，切去根、头，洗净泥土，用竹刀刮去外皮，晒干或烘干，即为毛山药。将毛山药用清水浸匀，再加微热，并用棉被盖好，保持温润闷透，然后放在木板上搓揉成圆柱状，将两头切齐，晒干打光，即为光山药。常被制成山药片、麸炒山药、蜜麸炒山药、土炒山药和米炒山药等入药。

用于脾胃虚弱，食少体倦，泄泻，及妇女白带等：山药性平不燥，作用和缓，为一味平补脾胃的药品，故不论脾阳亏或胃阴虚，皆可应用，常用于治疗食少倦怠或脾虚泄泻，治疗妇女白带。用山药、白术各30克，人参0.9克，研成粉末，用白面糊为丸，于空腹时用米饮汤送下，可治疗脾胃虚弱，不思进饮食。山药、苍术各等分，研成粉末，以米饭为，用米饮汤送服，可治疗湿热虚泄。山药一味，一半炒熟，一半生用，研成粉末，用米饮汤调服，可治疗脾胃虚弱，心腹虚膨，手足厥冷。山药、党参各12克，白术、茯苓各9克，神曲6克，加水煎服，可治疗脾虚久泻。如小儿腹泻，可用山药、白术各9克，滑石、车前子各3克，甘草1.5克，水煎服。

用于肺虚喘咳：山药益肺气，养肺阴，可治疗肺虚痰嗽喘咳。用山药捣烂，加甘蔗汁和匀，稍热后喝下，可治疗痰气喘急。

用于肾虚梦遗精滑，小便频数：山药益肾涩精，可治疗肾亏遗精，小便频数。山药研细，加酒熬，晨起空腹服用，可治疗小便频数，瘦损无力。

用于消渴：山药补益肺肾，补脾气而益胃阴，补而不滞，可治疗消渴证。山药与茯苓等分，研成粉末，用米饮汤调服，可治疗小便多，滑数不禁。山药、天花粉、沙参各15克，知母、五味子各9克，加水煎服，可治疗糖尿病。

# 八、灵芝

灵芝为担子菌纲、多孔菌目、多孔菌科、灵芝属紫芝或东芝的子实体。它性温，味淡、微苦，归心、肺、肝、肾经。功能滋补强壮，安神定志，补中健胃，多用于脾肾虚损之虚劳咳喘、头晕健忘、失眠多梦等。近年来灵芝常用以治疗神经衰弱、高血压、高脂血症、冠心病、心律失常，慢性气管炎及消化功能减弱等。

灵芝含有赖氨酸、亮氨酸、苯丙氨酸等15种氨基酸，甜菜碱等15种生物碱，并含肽、蛋白质、糖类、甾醇类、三萜类、香豆精苷、挥发油及钠、钙、镁、锰、铜、锌、锗等。这些物质有明显的免疫加强作用，能显著提高小鼠腹腔巨噬细胞的吞噬能力，诱导干扰素的产生；并能明显地延长家蚕的生命时限，延长果蝇的平均寿命；可以提高动物耐受低压和常压缺氧的能力，能明显地延长其存活时间，降低耗氧量和死亡率；还有调节神经，改善心血管功能，促进机体代谢等功效。它还含有抗癌效能的多糖体，还含有丰富的锗元素。

灵芝一般用量是6~12克。灵芝气特殊，味微苦涩，通常水煎，煎煮时加用红枣，有调味效果。现代成药有片剂、冲剂、糖浆、口服液等，同时用于浸酒、作散、熬膏；居家可用作茶饮、甜点、粥饭、药膳的原料。以灵芝为主要原料烹制的药膳，多用于白细胞减少症、支气管哮喘、慢性胃炎、慢性肝炎、血小板减少性紫癜、癌症等。

## 乌鸡红枣灵芝煲

**原料：** 乌骨鸡约750克重者1只，红枣50克，灵芝30克，食盐、葱、鸡精适量。

**用法：** 宰鸡，去毛及爪，剖腹，取出内脏，放沸水中余一下，再用清水洗净；红枣、花生加水浸半天；灵芝加水浸半天，煎取汁；将鸡及红枣同放锅中，加灵芝煎汁，放食盐，用文火煲2小时，加葱段、鸡精，煮3分钟，吃鸡肉、红枣，喝汤。

## 灵芝乌龟煲

**原料：** 乌龟1只，灵芝30克，大枣10枚，生姜、盐适量。

**用法：** 大枣去核；乌龟放锅内，清水煮沸，捞出，宰净去内脏，切块略炒。将乌龟与大枣、灵芝同放砂锅内，放生姜，煲汤，用盐调味食用。

## 灵芝粉蒸肉饼

**原料：** 猪瘦肉100克，灵芝孢子粉3克，酱油少量。

**用法：** 猪瘦肉切成小块，剁成肉泥，加灵芝孢子粉拌匀，再放少量酱油调味，隔水蒸熟食用。

## 灵芝蹄筋汤

**原料：** 猪蹄筋100克，灵芝、黄精各15克，黄芪18克，胡椒粉、葱段、生姜、盐、胡椒粉适量。

**用法：** 灵芝、黄精、黄芪分别洗净，用水润透切片，用纱布袋装好；蹄筋放钵内，加水足量，上笼蒸4小时，待蹄筋酥软时取出，再用冷水浸泡2小时，剥去外层筋膜，洗净，切成长条。将牛筋放锅中，加药袋、生姜、葱段、盐、胡椒粉，炖煮至熟，去药袋，佐餐食用。

## 杜仲灵芝银耳羹

**原料：**银耳、炙杜仲各20克，灵芝10克，冰糖150克。

**用法：**炙杜仲、灵芝同置锅内，加水浸1小时，煎煮取汁，连煎2次，取2次药汁混合备用；银耳加水泡发，去除杂质、蒂头，洗净；将银耳放锅中，加药汁，并加水至足量，用小火炖至银耳酥烂成胶状，加冰糖水调匀，吃银耳喝汤。

## 灵芝红枣茶

**原料：**灵芝12克，红枣3个，冰糖或蜂蜜适量。

**用法：**灵芝、大枣洗净，加水足量，煎煮3小时以上，冰糖或蜂蜜代茶喝，吃大枣。

**说明：**灵芝有一定的苦味，煎汁味苦，加红枣同煮，既有较好的口感，还能加强灵芝的养肝益胃效果。

### 灵芝、灵芝孢子粉与灵芝破壁孢子粉

**识药心得**

灵芝为多孔菌科真菌灵芝的子实体。全年采收，除去杂质，剪除附有朽木、泥沙或培养基质的下端菌柄，阴干即可入药。用于体虚乏力，虚劳短气，饮食减少，头昏，灵芝配山茱萸、人参、地黄。用于心脾两虚，心悸怔忡，失眠健忘，灵芝配当归、白芍、酸枣仁、柏子仁、龙眼肉。有报道，灵芝治疗冠心病、心律失常可取得较好效果。用于肺气虚，喘咳短气，灵芝配党参、五味子、干姜、半夏。用于消化不良，《杭州植物志》顽固，治积年胃痛，将灵芝切碎，用黄酒浸泡服用。

灵芝孢子粉是灵芝成熟时芝盖上面释放出的粉末。这些如烟似雾状的粉末，一遇风吹雨打，转瞬间变得无影无踪。所以灵芝孢子粉十分珍贵，被称之为"灵芝精华"。每1000千克子实体只能收集1千克孢子粉，功效是子实体的75倍以上。

破壁灵芝孢子粉是经过破壁处理的灵芝孢子粉。灵芝孢子有一层极难被人体胃酸消化的几丁质构成的外壁，不破壁的孢子粉人体无法消化吸收，只有打开这层外壁，由外壁紧裹的有效成分才能最大程度地被人体吸收利用。灵芝孢子破壁的技术有生物酶解法、化学法、物理法等，效果最好的是超低温物理破壁技术，在不破坏孢子有效成分的前提下，破壁率可高达99%以上。

# 九、甘草

甘草为豆科植物甘草的根及根状茎。它性平，味甘，归脾、胃、肺经。功能和中缓急，润肺，解毒，调和诸药。炙用治脾虚食少、腹痛便溏、劳倦发热、肺痿咳嗽、心悸、惊痫；生用治咽喉肿痛、消化性溃疡、痈疽疮疡、解药毒及食物中毒。

甘草含甘草甜素，为甘草酸（Glycyrrhizic Acid）的钾、钙盐。甘草次酸对大白鼠移植的Oberling-Guerin骨髓瘤有抑制作用。甘草酸单铵盐、甘草次酸钠及甘草次酸衍化物之混合物，对小白鼠艾氏腹水癌及肉瘤均有抑制作用，即使口服亦有效。甘草甜素、甘草苷对大鼠腹水肝癌及小鼠艾氏腹水癌细胞能产生形态学上的变化，甘草甜素尚能抑制皮下移植的吉田肉瘤。

甘草的用量为1.5~9克。注意：实证中满腹胀者忌服。

## 炙甘草汤

**原料：** 炙甘草12克，生姜、桂枝各9克，人参、阿胶各6克，生地黄、麦冬、火麻仁各15克，大枣5个。

**用法：** 上药除阿胶外，加水、酒各半煎煮，然后去渣，烊化阿胶，温服。

## 甘麦大枣汤

**原料：** 甘草15克，小麦45克，大枣10枚。

**用法：**将甘草、小麦、大枣同放锅中，加水浸一小时后煎煮，连煎两次，分两次温服。

## 四君炖鸡

**原料：**人参5克，茯苓15克，炙甘草10克，白术12克，鸡净肉1只。

**用法：**鸡放沸水中煮过后用，放锅中，加余药，加足量水，炖2小时，去茯苓、白术、甘草，调好味，佐餐食用。

## 桔梗甘草阿胶汤

**原料：**炒甘草6克，桔梗3克，阿胶10克。

**用法：**甘草、桔梗加水煎煮取汁，阿胶另行烊化，调好后饮用。

**说明：**本方原治肺热喉痛，对慢性咽炎属于阴血不足者有效。古方有治伤寒咽痛，用炙甘草二两水煮服用。《伤寒论》桔梗汤治少阴病咽痛服甘草汤乏效者，加用桔梗煎煮服用。本方在此基础上加用了阿胶，补血滋阴之功尤著。

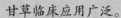

《药品化义》说：甘草，生用凉而泻火，主散表邪，消痈肿，利咽痛，解百药毒，除胃积热，去尿管痛，此甘凉除热之力也。炙用温而补中，主脾虚滑泻，胃虚口渴，寒热咳嗽，气短困倦，劳役虚损，此甘温助脾之功也。但味厚而太甜，补药中不宜多用，恐恋膈不思食也。

甘草临床应用广泛。

（1）治疗胃、十二指肠溃疡：据50例以上至200余例的观察，甘草流浸膏有效率在90%左右，尤以对活动期有疼痛症状者疗效更佳，一般在服药1~3周内疼痛消失或显著减轻，大便潜血转阴；半数以上X线显示壁龛消失。甘草对胃溃疡的疗效优于十二指肠溃疡，对新鲜溃疡较陈旧者为好，治疗后症状的好转比X线改变早；但对有并发症的溃疡病，则往往无效；远期疗效尚欠满意，半数病例出现复发现象。

（2）治疗艾迪生病：据观察，对轻度或初期患者疗效较为显著，可使患者体重增加，体力增强，食欲增进，血压增高，皮肤色素沉着减退，血清电解质浓度有所改善，血清中钠、氯的浓度升高和钾的下降可至正常范围，尿中17-酮类甾醇排泄量增加；有些病例X线显示心脏明显增大，可达正常范围。对于重症或晚期患者，单独应用的效果不甚理想，甚至不能预防危象的发生，而必须加用皮质酮才能奏效；两者并用时，可减少后者的需要量，认为是一种互补作用。

（3）治疗席汉氏综合征：甘草粉10克，日服3次，同时配合甲基睾丸素、甲状腺素、葡萄糖、维生素等。试治1例性腺功能减退型的席汉氏综合征，用药1周后体温升至正常，精神好转；2周后体重增加，饮食如常；1月后握力由10磅增至18磅，能自理生活，血压升至正常范围，心尖区杂音消失，空腹血糖由4.9 mmol/L增至6.1mmol/L，有性欲表现；3月后月经来潮。翌年生一女孩，母女均健康。

（4）治疗尿崩症：以甘草粉5克，日服4次，试治两例病史4~9年的尿崩症，收到一定效果。患者入院时水的出入量维持在8000毫升左右，服药后尿量显著减少，维持在3000~4000毫升，1例最少尿量曾低于2000毫升

（5）治疗肺结核：在应用抗痨药的同时，并用甘草制剂，对长期经抗痨药物治疗效果不佳或病情恶化的患者，能收到较好疗效。不仅对浸润性病灶及胸膜炎能使炎症及渗液吸收、中毒症状短期消失，而且对球形病灶、脓胸等亦有较好效果，可以缩短治疗时间。

（6）治疗支气管哮喘：用甘草粉5克或甘草流浸膏10毫升，每日3次。试治3例慢性顽固性支气管哮喘，取得显著效果。

（7）治疗传染性肝炎：100%甘草煎液15~20毫升，小儿减半，日服3次。治疗13例，平均黄疸指数在12.9天恢复正常，尿三胆试验在9.9天转为阴性，肝肿大在9.2天显著缩小，肝痛在7.8天消失。

（8）治疗血小板减少性紫癜：生甘草50克，水煎2次，上、下午分服。经治3例，均有效果。

（9）治疗腓肠肌痉挛：甘草流浸膏成人10~15毫升，日服2次。经治254例，有显著疗效的241例，占94.8%。疗程最短3天，最长6天。

（10）治疗先天性肌强直：甘草粉3克，日服3次，进低盐饮食，疗程15天。试治1例病史近两年的患者，用药4天后症状即有好转，疗程结束时症状基本消失。

# 十、红枣

红枣是鼠李科枣属植物枣及无刺枣的果实。它味甘，性温，归脾、胃经。功能补脾益气，养血安神，多用于脾胃虚弱，体倦乏力、食少便溏；血虚面黄肌瘦，妇女精神不安；以及心悸、失眠等。它又能补血，常用来治疗贫血、肝炎、高血压、失眠、肺虚久咳、过敏性紫癜、血小板减少等。医家称赞它补五脏，治虚损，润心肺，健脾胃，益气血，和百药。李时珍说："枣为脾之果，脾病宜食之"。

红枣含有的碳水化合物、蛋白质、脂肪、多种氨基酸、维生素、微量元素、有机酸和粗纤维等，都是构成和参与人体生命过程不可少的重要物质。其中维生素的含量颇丰，有天然维生素丸之称。红枣还含有皂苷、黄酮类化合物，以及大量的环磷酸腺苷，有增强免疫力、抗衰老、抗疲劳、促生长、镇静、护肝、调节胃肠功能等作用。红枣可用于白细胞减少、血小板减少症；对血清白蛋白有明显的影响，有较好的护肝作用；具有清除自由基和增强机体脂质过氧化作用的能力；能防治维生素缺乏症，调节机体物质代谢，能降血脂、降血压，还能减少蛋白尿；有解毒及缓和药性等作用。

红枣一次用量为15~30克。它在传统的丸、散、膏、丹里用得十分普遍，现代成药除了丸剂，还有片剂、冲剂、糖浆、口服液等，同时用于煎剂、浸酒、作散、熬膏；居家可用作茶饮、甜点、粥饭、面点、药膳的原料。以红枣为主要原料烹制的药膳，多用于白细胞减少症、血小板减少性紫癜、支气管哮喘、慢性胃炎、慢性肝炎、贫血、风湿病等。注意：痰浊偏盛，腹部胀满，舌苔厚腻，肥胖病，以及糖尿病者不宜多吃；急性肝炎湿热内盛者忌食；齿病疼痛者忌食。

## 枣姜煨肚

**原料**：猪肚1只，大枣、鲜生姜、红糖各100克，花椒10克。

**用法**：猪肚放沸水中焯3分钟，取出洗净；大枣、生姜洗净，连同花椒装猪肚中，猪肚放锅中，加足量水，用小火蒸2小时后取出，弃生姜、花椒，取猪肚切片，烩炒一下，调好味，佐餐食用。

## 红颜酒

**原料**：大枣120克，核桃肉120克，杏仁60克，蜂蜜100克，酥油60克，白酒4000毫升。

**用法**：把核桃肉、大枣、杏仁捣碎，置瓶中，加蜂蜜、酥油、白酒，密封7日。弃渣，过滤取酒饮用。每日1次，每次100克。

**说明**：据《万病回春》，本酒补肺肾，止咳喘，美容颜，适宜于肺肾两虚，咳嗽气喘，声低无力，呼吸气短，痰多涎沫，腰膝酸软，老人便秘，容颜憔悴，须发早白者饮用。

## 红枣炖胎盘

**原料**：枸杞子12克，胎盘半具，红枣10枚，猪瘦肉150克，人参6克，菜油、生姜片、盐适量。

**用法**：枸杞子、人参加水浸1小时；胎盘先挑去血络，漂洗干净，切碎。锅中放菜油，烧至七成热，放入生姜3薄片，先煸炒数下，加猪瘦肉、红枣、枸杞子、人参等，炖熟，加盐等调味，喝汤、吃肉及胎盘。可量食欲大小而酌情食用。

## 红枣煨牛鞭

**原料**：牛鞭约500克重者1条，红枣100克，生火腿、虾仁、油菜心、盐、鸡油、黄酒、醋、酱油、胡椒粉、湿淀粉、葱段、生姜片、大蒜及红油适量。

**用法：** 牛鞭用黄酒和米醋搓洗干净，再用清水漂洗几次，放煮罐内，加清水、葱段、生姜片煮沸，改用小火炖至牛鞭半熟，捞出用清水漂洗，用剪刀剪去外皮、尿道管，洗净杂质，切成3厘米长的段；红枣洗净去核。把牛鞭、红枣放砂锅中，加水足量，用旺火烧沸后改用小火煨1小时，待汁浓鞭烂，捞出牛鞭、红枣。炒锅下鸡油榨炒出油，下葱段、生姜片及蒜片煸炒，待香味出时，放牛鞭略炒，烹入黄酒，倒入原汁，调好味，湿淀粉勾芡，淋上鸡油盛盘。油菜心洗净，用盐烧入味后，围在牛鞭周围，再放上红枣，佐餐食用。

## 姜枣龙眼蜜膏

**原料：** 龙眼肉、大枣肉、蜂蜜各250克，鲜姜汁2汤匙。

**用法：** 大枣取净肉，与龙眼肉同放锅中，加水适量，煎煮至熟烂时，加姜汁、蜂蜜，文火煮沸，调匀，待冷后装瓶。每日2次，每次取1汤匙，开水化开，饭前食用。

## 保健红枣干

**原料：** 阿胶30克，红枣1000克，枸杞子250克，党参、当归各10克，茯苓12克，肉桂、甘草各5克，红糖、蜂蜜各100克。

**用法：** 阿胶放杯中，加黄酒浸一夜，再把杯子放锅中，隔水炖至阿胶烊开；红枣洗净，放盆内，加温水浸泡半日，沥干去核，放在蒸笼中蒸30分钟；枸杞子加水浸1小时；除阿胶、枸杞子外，余5味一并放砂锅中，加水浸1小时，煎成药汁，连煎两次，合并煎汁，加红糖、蜂蜜、枸杞子、红枣及化开的阿胶浆，搅至稠黏，放烘盘上烘干。每日2次，每次30克，于早、晚空腹时嚼食。

《本草汇言》说：沈氏曰，此药甘润膏凝，善补阴阳、气血、津液、脉络、筋俞、骨髓，一切虚损，无不宜之。如龙谭方治惊悸怔忡，健忘恍惚，志意昏迷，精神不守，或中气不和，饮食无味，百体懒重，肌肉羸瘦，此属心、脾二脏元神亏损之证，必用大枣治之。

大枣临床应用广泛，用于脾胃虚弱、气虚不足、倦怠乏力等，多与党参、白术等配伍。用于脾胃湿寒，饮食减少，长作泄泻，完谷不化，取白术、干姜、鸡内金加工成粉末，和枣肉捣如泥，作小饼，于空腹时当点心嚼食。

体虚补益，用大枣10枚，蒸软去核，配用人参3克，放饭锅中蒸烂服用。

大枣能养营安神，临床上常与甘草、小麦等同用，治疗脏躁症。甘麦大枣汤用大枣、甘草、小麦，加水煎服，可治疗妇人脏躁，喜悲伤，欲哭，数欠伸。大枣20枚，葱白7茎，加水煮取汁，去滓顿服，可治疗虚劳烦闷不得眠。

# 十一、莲子

莲子为睡莲科莲属多年生水生草本的种子。它性平，味甘、涩；归脾、肾、心经。功能补脾止泻，益肾固精，养心安神，多用于脾虚久泻、久痢、肾虚遗精、滑泄、小便不禁、妇女崩漏带下、心神不宁、惊悸不眠等。《本草纲目》说："莲子味甘，气温而性涩，禀清香之气，得稼穑之味，乃脾之果也。"

莲子含多量淀粉、棉子糖及谷甾醇等，并含钙、磷、铁、维生素等。它有收敛、镇静、抑癌、抗心律失常等作用。莲子所含的氧化黄心树宁碱尚有抑制鼻咽癌生长的作用。莲子心所含的莲心碱、甲基莲心碱、异莲心碱可对抗多种实验性心律失常。

莲子可加工成粉末作糕食用，也可直接炖煮食用。以莲子为主要原料烹制的药膳，多用于慢性胃炎、慢性肝炎、病毒性脑炎等。

## 湘莲红煨鸽

**原料：** 嫩鸽3只，猪五花肉500克，莲子500克，桂皮、食盐、葱、生姜、酱油、冰糖、黄酒、胡椒粉、湿淀粉、芝麻油、花生油适量。

**用法：** 宰鸽子，去毛及内脏，洗净，放沸水锅中余3分钟后捞起，洗净血沫，沥干水，抹上甜酒汁，下油锅炸成浅红色；莲子加水发胀，去皮及心，煮熟，用花生油酥一下；猪肉切成块，放沸水锅中余后洗净。将猪肉、鸽肉及桂皮、葱、生姜放砂锅中，再放黄酒、食盐、冰糖、酱油，在旺火上烧开，撇去泡沫，移小火上煨，待九成烂时下莲子，再煨至酥烂。取出鸽子、猪肉，翻扑盘内，去葱、桂皮、将原汁收浓，用湿淀粉调稀勾芡，撒上葱花、胡椒粉及芝麻油，吃鸽子、莲肉、猪肉喝汤。

## 莲子猪肚

**原料：** 猪肚1只，莲子50克，芝麻油、葱末、大蒜泥、盐适量。

**用法：** 将猪肚放盆内，加盐搓擦，除去黏液，剪去油块、筋膜，再用温水洗净，沥干；莲子用温水浸发。将莲子放猪肚内，用线缝合；将猪肚放锅中，加清水适量，先用旺火煮3分钟，去浮沫，改用小火炖煮2小时。将猪肚内莲子倒盘中，猪肚切成丝放盘中，加芝麻油、盐、葱末、大蒜泥拌匀，佐餐食用。

## 益中气羹

**原料：** 莲子、怀山药各15克，橘红、枸杞子、白人参、葡萄干各3克，肉苁蓉、火麻仁各12克，核桃仁、红枣各3个。

**用法：** 取枸杞子、肉苁蓉、火麻仁、橘红同放砂锅中，加水适量，浸1小时后，煎煮取汁，连煎两次，将煎汁混合，备用；将怀山药、莲子、白人参、葡萄干、核桃仁、红枣同置一处，加水浸半日，用小火煮熟烂，然后冲入备用药汁，再煮片刻，即成，分顿食用。

## 莲子猪脊汤

**原料**：带髓猪脊骨1副，红枣150克，莲子100克，红参、广木香、炙甘草各6克，葱、盐适量。

**用法**：红参、红枣、莲子、广木香、炙甘草一并放砂锅中，加水浸1小时；猪脊骨洗净，剁碎，放沸水中焯3分钟，去浮沫；将浸好的红参等连水倒入，盖好，用小火炖煮4小时。弃广木香、炙甘草，加盐、葱调味，吃肉喝汤，红参、红枣、莲肉一并吃下。

## 莲子银耳汤

**原料**：鲜莲子30克，银耳10克，生晒参6克，冰糖适量。

**用法**：银耳用冷水泡透，去掉黑根，洗净泥沙，再用温水泡发，放大碗内，加清汤150毫升，蒸1小时，使银耳完全蒸透；将鲜莲子剥去青皮和内层嫩白皮，切去两头，捅去心，用沸水汆过；生晒参用水浸2小时，切作薄片。将三物同置锅内，加冰糖，放入浸生晒参的水，并用水至足量，用小火煮至酥烂即可食用。

## 莲子桂圆汤

**原料**：莲子肉、龙眼肉各20克，红参5克，鸡蛋黄2枚，红糖30克。

**用法**：将红参、龙眼肉、莲子肉同放锅内，用水浸1小时，用小火炖煮至莲子肉酥烂；把鸡蛋黄打散冲入，加红糖调味食用。

莲子性补涩。《本草纲目》：莲之味甘，气温而性涩，禀清芳之气，得稼穑之味，乃脾之果也。土为元气之母，母气既和，津液相成，神乃自生，久视耐老，此其权舆也。昔人治心肾不交，劳伤白浊，有清心莲子饮；补心肾，益精血，有瑞莲丸，皆得此理。

莲子以生用为佳。《医林纂要》：莲子去心连皮生嚼，最益人，能除烦、止渴、涩精、和血、止梦遗、调寒热。煮食仅治脾泄、久痢、厚肠胃，而交心肾之功减矣。更去皮，则无涩味，其功止于补脾而已。《王氏医案》：鲜莲子煎之，清香不浑，镇胃之功独胜，如无鲜莲，干莲亦可。

石莲子非莲子。《本经逢原》：石莲子，本莲实老于莲房，堕入淤泥，经久坚黑如石，故以得名。为热毒噤口痢之专药。补助脾阴而涤除热毒，然必兼人参之大力开提胃气，方始克应。若痢久胃气虚寒，口噤不能食，则为戈戟也。

# 十二、刺五加

刺五加为五加科植物刺五加的根、根茎或茎叶。它性温，味辛、苦；归脾、肾、心经。功能益气健脾，补肾壮筋骨，祛风湿，多用于虚劳不足、羸瘦无力、腰膝酸软；脾虚乏力、食欲不振、眩晕浮肿；小儿行迟；失眠健忘、心悸不宁；风寒湿痹，筋骨拘挛，跌打肿痛。

五加皮根含刺五加苷，刺五加苷A即是胡萝卜苷，刺五加苷B即是丁香苷；并含多种糖类、氨基酸、脂肪酸、维生素及多量的胡萝卜素；另含有芝麻脂素、甾醇、香豆精、黄酮、木栓酮、非芳香性不饱和有机酸、及多种微量矿物质等。它有抗疲劳、抗有害刺激等多种药理作用，能通过对中枢神经、免疫、内分泌、代谢等多方面的促进及调节作用，显著地增强机体的抗病力。

刺五加根的提取物和苷类均有抗疲劳作用，其对中枢神经系统的作用，不仅改善兴奋过程，而且也加强抑制过程，使抑制趋于集中，使分化更完全，增加大脑皮层的内抑制过程。

刺五加能调节病理过程，使其趋于正常功能，使因化学因素、生物因素引起的红细胞、白细胞的增多和减少恢复正常。刺五加能增加机体的非特异性抵抗力，对抗各种有害刺激因素，如物理的（寒冷、灼热、过重或失重、过度运动或强迫性不动、离心及放射）、化学的（各种化学物质）、生物的不良影响。

刺五加根的提取物和总苷对动物实验性的移植瘤、药物诱发瘤、癌的转移和小鼠自发白血病都有一定的抑制作用，还能减轻抗癌药物的毒性。刺五加能增加动物放射抵抗能力。它还有一定的抗衰老、抗菌消炎和免疫增强作用。

刺五加一般用量为6~12克。多用于煎剂、浸酒、作散、熬膏，成药入丸剂、片剂、胶囊、糖浆、口服液等，居家可用作茶饮、药膳的原料。注意：阴虚火旺者慎服。

## 刺五加炖鸡

**原料：**鸡约600克重者1只，刺五加60克，笋干50克，木耳、火腿肉各30克，盐适量。

**用法：**宰鸡，去毛及内脏，剁去头和脚爪，割除尾臊，剔去粗骨，斩成约3厘米长、3厘米宽的块；刺五加放锅中，加水浸1小时；笋干洗净，扯开，加水浸1小时；木耳加温水浸发，洗净，从中切开；火腿用温水洗过，切成薄片。将鸡、刺五加连同所浸之水一并放砂锅中，笋干、木耳、火腿片一并放入，加盖，用小火炖煮1小时，再加盐，炖煮5分钟，弃刺五加食用。

## 五加三七老鸭煲

**原料：**老鸭约750克重者1只，刺五加30克，三七10克，枸杞子15克，香菇30克，生姜片、黄酒、盐适量。

**用法：**宰鸭，烫洗去毛，剖腹去肠杂，用温水洗净；刺五加、三七分别洗净，用水浸2小时；枸杞子洗净；香菇洗净，用温水浸发。将鸭、刺五加、三七一并放锅中，放黄酒、生姜片，加盖，用旺火煮开改用文火炖至鸭酥烂，加枸杞子，放盐，煮沸5分钟，去刺五加、三七、生姜，佐餐食用。

## 五加牛肉煲

**原料：**新鲜牛筋、牛肉各250克，刺五加30克，枸杞子20克，香菜30

克，黄酒、花椒、生姜块、葱结、盐各适量。

**用法：** 刺五加洗净，加水浸1小时；枸杞子洗净，加水浸10分钟；香菜去根及老叶，洗净，切成段；牛筋用温水洗净。将牛筋和刺五加放砂锅中，加水，用中火烧沸，撇去泡沫，加黄酒、花椒、生姜块，用小火炖至八成熟，取出切成小段；锅中留汤汁，加用温水洗净的牛肉，放葱结，加水足量，用中火煮1小时。拣去刺五加、葱结、生姜、花椒，取出牛肉，切成2厘米长、1厘米宽的薄片，所煮汤汁另置备用，牛筋、牛肉片放煲锅内，倒入牛肉原汁，加盐、黄酒，用小火煲1小时，加枸杞子煲5分钟，放香菜段，搅匀食用。

## 杜仲五加皮煲猪骨

**原料：** 五加皮、杜仲各15克，龙眼肉25克，猪脊骨400克，大枣3个，生姜3片，盐适量。

**用法：** 各物洗净，大枣去核；用刀脊把猪脊骨敲裂。所有原料放瓦煲中，加清水2500毫升（约10碗量），武火滚沸后改用文火煲约1个半小时，放盐调味食用。

## 刺五加五味饮

**原料：** 刺五加15克，五味子6克，冰糖30克。

**用法：** 刺五加、五味子洗净，放砂锅中，加水浸1小时，煎煮取汁，连煎2次，合并2次煎汁备用；冰糖加水煮沸，搅动使之化开，滤去渣，兑入药汁中，作茶饮用。也可将两药放杯中，冰糖加水煮沸化开，滤好后冲入，盖好，10分钟后饮用。

## 刺五加药酒

**原料：** 刺五加、骨碎补、老鹳草、当归、怀牛膝各60克，红参30克，白酒3000毫升。

**用法：** 上药同放坛内，倒入白酒，密封坛口，放阴凉处，每日摇动1次，浸泡半月后，滤取酒另瓶盛贮，以备饮服。每日2次，一次30克，于食后服下。

**说明：** 另有五加皮酒，原料用五加皮、当归和牛膝，出《本草纲目》，功能散风除湿，强筋壮骨，适宜于调治风湿痛痹，四肢拘挛，腰腿酸软而无力，或膝痛不可屈伸。《奇效良方》五加皮酒，原料用五加皮、丹参、川芎、干姜、白鲜皮、薏苡仁、火麻仁、肉桂、当归等，用于调治筋痹，情绪悲哀，面色苍白，四肢筋脉拘挛，腹中转痛。《外科大成》五加皮酒，原料用五加皮、当归和牛膝，用于调治鹤膝风。

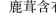

识药心得

刺五加用于风湿痹痛，腰膝酸痛，可与羌活、秦艽、威灵仙等配伍应用。验方治风湿及类风湿骨痛：刺五加25克，威灵仙15克，黄酒煎服，每日1剂。

用于脾虚气弱，食欲不振，水肿，小便不利，食欲不振者，与茯苓、白术同用；治水肿、小便不利，配合茯苓皮、大腹皮、生姜皮、地骨同用。

用于肝肾不足，腰膝酸痛，脚膝痿弱无力，小儿行迟，常与牛膝、木瓜、续断、鹿角、龟甲等药同用。用于黄褐斑，刺五加片一次3片，每日3次，30日为1疗程，一般治疗3~6个疗程，收到一定效果。用于心律失常，口服刺五加片一次3片，每日3次，30日为1疗程。刺五加还用于低血压，偏头痛，足跟痛，前列腺增生症等。

# 十三、鹿茸

鹿茸为鹿科动物梅花鹿或马鹿的雄鹿未骨化密生茸毛的幼角。它性温，味甘、咸；归肾、肝经。功能壮肾阳，益精血，强筋骨，调冲任，托疮毒，多用于阳痿滑精、宫冷不孕、羸瘦少气、神疲畏寒、眩晕、耳鸣耳聋、腰脊冷痛、筋骨痿软、崩漏带下、阴疽不敛。

鹿茸含有甘氨酸、色氨酸、赖氨酸等多种氨基酸，及胆甾醇肉豆蔻酸酯、硫酸软骨素A、雌酮等。还含有中性糖、氨基葡萄糖、半乳糖胺、酸性黏多糖以及脂肪酸、核糖核酸、去氨核糖核酸、三磷酸腺苷、维生素A、灰分及多量的胶质。鹿茸有强壮、强心等多种药理作用。

（1）强壮作用：鹿茸对大白鼠的脑、肝、肾等组织，能显著提高其耗氧量。加25%或50%的鹿茸于饲料中，可使小白鼠的体重增加较快，对健康成熟的家兔，口服一定量鹿茸粉末或注射鹿茸浸膏后，经过一定时间，红细胞、血色素及网状红细胞均见增加，用较大剂量能促进血细胞的新生。

（2）对心血管的作用：鹿茸中抽提出的鹿茸精，大剂量使血压降低，心振幅变小，心率减慢，并使外周血管扩张。中等剂量引起离体心脏活动显著增强，心收缩幅度变大，并使心率加快，输出量增加；对衰弱的心脏其强心作用特别显著，对节律不齐的离体心脏可使节律恢复，并加强加速心脏收缩。

同时，鹿茸还能兴奋离体肠管及子宫，增强肾脏的利尿功能。

鹿茸一次用量为1~3克。它在传统的丸、散、膏、丹里用得十分普遍，现代多用于煎剂、浸酒、作散、熬膏，成药入丸剂、胶囊、口服液等，居家可用作甜点、药膳的原料。注意：阴虚阳亢者忌服；宜小剂量开始服用。曹炳章说：余每遇当用鹿茸之症，自一厘渐增至数分、数钱，每获妥效，此即大虚缓补之义也。

## 参茸炖蹄筋

**原料：** 蹄筋50克，鹿茸3克，人参5克，菜油、生姜、黄酒、盐适量。

**用法：** 将鹿茸、人参分别切成薄片；蹄筋放锅中，加水煮半小时，然后住火，连浸1天，洗净，切成小段；炒锅放火上，放菜油，炒至七成热，下生姜片炸出香味，下蹄筋炒几下后烹入黄酒，加鹿茸片、人参片，并加水至足量，盖好，炖煮半小时，放盐调味，佐餐食用。

## 参茸炖乌龟

**原料：** 乌龟2只，人参6克，鹿茸片、枸杞子各12克，生姜、盐适量。

**用法**：乌龟烫死去内脏和龟甲，龟肉斩件；人参、枸杞子洗净。龟肉放油锅中炒3分，加适量清水煮沸后，倒入炖盅内，下鹿茸、人参、枸杞子、生姜，炖盅加盖，文火炖煮3小时，放盐调味食用。

## 补髓膏

**原料**：鹿茸9克，补骨脂、杜仲各30克，芝麻150克，核桃仁250克，蜂蜜1000克。

**用法**：补骨脂与芝麻同炒，至芝麻色黑为止，取出研为粉末；杜仲炒过，研为细末；鹿茸切片，用酒炙过，烘干，研为粉末；核桃仁用淡盐水炒过，捣为细末；杜仲、鹿茸、补骨脂粉末与芝麻细末、核桃仁细末拌匀。蜂蜜放砂锅中，用中火煮沸，搅入拌制好的粉末，搅稠和即成。每于饭前取1匙，用温开水化开服用。

## 鹿茸羹

**原料**：鹿茸6克，鸡肉150克，水发海参25克，水发口蘑、水烫青菜各15克，鸡蛋清30毫升，肥猪肉膘50克，黄酒、鸡油、精盐、湿淀粉、鸡汤适量。

**用法**：将鹿茸磨成细粉，海参、青菜、口蘑都切成小片；肥猪肉膘和鸡肉剁茸，加鸡蛋清、鸡汤和精盐、黄酒，搅成糊状，再放入鹿茸搅匀备用。锅内放鸡汤烧开，将鹿茸、鸡泥用油纸漏斗挤作珍珠形拖入汤内，再放海参、口蘑、青菜烧开，用湿淀粉勾芡，淋上鸡油即成。

## 鹿茸苡仁羹

**原料**：鹿茸3克，薏苡仁30克，冰糖30克。

**用法**：鹿茸加工成粉末，过筛取粉；薏苡仁加水浸半天；将薏苡仁放砂锅内，加水，用小火炖煮1小时；将冰糖、鹿茸粉放锅中，搅和，至冰糖化开即可，作点心食用。

## 鹿茸虫草酒

**原料：** 鹿茸20克，冬虫夏草90克，白酒2000毫升。

**用法：** 冬虫夏草洗净晾干，鹿茸切成薄片。将鹿茸和冬虫夏草同放坛内，倒入白酒1000毫升，密封坛口，浸泡15天后倒出，滤过后用另瓶盛贮，再将白酒1000毫升加，再浸15天。然后，把两次滤取药酒合并，于临睡前饮用20~30毫升。

**说明：** 本方出自《河南省秘验单方集锦》，用于调治腰膝酸软，神疲乏力，气短懒言，畏寒肢冷，头晕耳鸣，阳痿，不育。

---

**识药心得**

鹿茸补督脉，助肾阳，益精髓，强筋骨，可治疗肾阳不足、精衰血少引起的阳痿、肢冷。用上好鹿茸15克，山药30克，研成粉末，加酒3盏浸泡，7日后饮酒，并将酒焙干服用，治疗虚弱阳事不举，面色不明，小便频数，饮食不思。用鹿茸、当归各等分，研成粉末，煮乌梅膏子为丸服用，治疗精血耗竭，面色黧黑，耳聋目昏，口干多渴，腰痛脚弱，小便白浊，上燥下寒，不受峻补。

鹿茸补益肝肾，调理冲任，固摄带脉，可止漏束带，治疗虚寒崩漏带下。用鹿茸、桑耳，用醋浸渍，然后焙干研粉服，可治疗崩中漏下，赤白不止。用鹿茸、白蔹、金毛狗脊，一并研成粉末，糊和为丸，于空腹时用温酒送下，治疗室女冲任虚寒，带下纯白。

---

# 十四、鹿角、鹿角胶、鹿角霜

鹿角为鹿科动物马鹿或梅花鹿已骨化的角或锯茸后翌年春季脱落的角基。它味咸，性温；归肝、肾经。功能温肾阳，强筋骨，行血消肿，多用于阳痿遗精，腰脊冷痛，阴疽疮疡，乳痈初起，瘀血肿痛。

鹿角功能温补肝肾而强筋骨，可治疗肾阳不足引起的畏寒肢冷、阳痿、遗精、腰瘦脚弱以及虚寒崩漏病证。鹿角既能温补肾阳，又有活血消肿之功，可治疗虚寒疮疡之症。

《产乳集验方》治腰痛，用鹿角熬令黄赤，研成粉末，用开水送服；治筋骨疼痛，鹿角烧灰存性，用酒送服。《本草纲目》治肾虚极，面肿垢黑，脊痛不能久立，气衰发落齿槁，腰脊痛，用鹿角二两，川牛酒一两半，研末制丸，用淡盐开水送服。

鹿角含胶质25%，磷酸钙50%~60%，碳酸钙及氮化物，另含氨基酸等。它有抗炎作用。

鹿角一次用量为4.5~9克。多入丸药用，也有粉剂、煎剂、浸酒的。

鹿角胶是鹿角煎熬而成的胶块。它性温，味甘、咸；归肾、肝经。功能温补肝肾，益精养血，多用于阳痿滑精，腰膝酸冷，虚劳羸瘦，崩漏下血，便血尿血，阴疽肿痛。

鹿角胶粉碎后，用温酒冲服，治疗虚劳尿精。鹿角胶散用鹿角胶、覆盆子、车前子研成粉末，温酒调服，治疗腰膝酸冷，虚劳羸瘦，虚劳梦泄。鹿角胶可用于吐血、便血、尿血、崩漏下血。

鹿角胶含胶质、磷酸钙、碳酸钙、磷酸镁、氨基酸及氮化物等。对人体的淋巴母细胞转化有促进作用，能促进周围血液中的红细胞、白细胞、血小板的量增加，对进行性肌营养障碍证有显著的治疗作用，能促进钙的吸收和体内的潴留，使血中钙略有增高。

鹿角胶的一次用量为6~12克。多用于煎剂、作散、熬膏，成药入丸剂、片剂、口服液等，居家可用作粥、药膳的原料。

鹿角去胶质的角块叫鹿角霜，即熬制鹿角胶剩下的骨渣。它味咸，性温；归肝、肾经。功能温肾益气，固精助阳，收敛止血，多用于脾肾阳痿，食少吐泻，白带，遗尿尿频，崩漏下血，痈疽痰核。鹿角霜研成细粉，每日空腹时用温酒调下，治疗腰痛，夜多小便，膀胱宿冷。鹿角霜、生龙骨、煅牡蛎研粉制丸，用淡盐开水送下，治疗盗汗遗精。鹿角霜、茯苓、秋石各等分，研成粉末，糊丸，用米饮汤送下，治疗膏淋。鹿角霜、白茯苓各等分，研成粉末，用酒糊丸，用淡盐开水送下，治疗小便频数。

## 三七肉饼

**原料：**三七、鹿角胶各10克，党参20克，面粉100克，盐适量。

**用法：**三七、党参、鹿角胶均研成细粉，与面粉拌和，加适量清水，放盐，揉面成饼，上锅蒸30分钟即可食用。

## 鹿角胶粥

**原料：**鹿角胶15克，粳米100克，生姜3片。

**用法：**先将粳米洗干净，放入锅中加水适量，用武火煮沸后，转用文火，待粥将成时，加鹿角胶、生姜片煮片刻，即可服用。

## 鹿角胶汤

**原料：**鹿角胶30克，人参、茯苓各15克。

**用法：**上药加工成粉末，过筛取粉，装瓶备用。一次取9克，加水煎，于空腹时温服。

## 海马鹿角瘦肉汤

**原料：**猪瘦肉250克，海马6克，鹿角、熟地、菟丝子、山药各15克，九香虫、仙茅、淫羊藿各9克，核桃仁30克，红枣5个。

**用法：**海马与九香虫加工成粉末；鹿角、熟地、菟丝子、山药、仙茅、淫羊藿加水煎煮两次，合并煎汁备用。猪瘦肉洗净，切块，放沸水中淖3分钟，洗净备用。把全部原料放砂锅中，取药汁代水，大火煮沸后改用文火炖1小时，调好味食用。

## 鹿角五加酒

**原料：**鹿角150克，刺五加、薏苡仁各100克，肉苁蓉、枸杞子各60

克，白酒2500毫升。

　　**用法：**鹿角片、刺五加、薏苡仁、肉苁蓉洗过，烘干；枸杞子洗过，晒干；将诸药一并放大口瓶中，倒入白酒，加盖，放置半月；滤取酒，另瓶盛装。每日2次，每次15毫升，于食前饮用。

> **识药心得**
>
> 　　《本经逢原》说：鹿角生用则散热行血，消肿辟邪，熬胶则益阳补肾，强精后血，总不出通督脉、补命门之用，但胶力稍缓，不能如茸之力峻耳。是将鹿角、鹿角胶、鹿茸的功用做了比较。《本草汇言》对鹿角胶的功用有更高的评价：壮元阳，补血气，生精髓，暖筋骨之药也。前古主伤中劳绝，腰痛羸瘦，补血气精髓筋骨肠胃。虚者补之，损者培之，绝者续之，怯者强之，寒者暖之，此系血属之精，较草木无情，更增一筹之力矣。

# 十五、海马

　　海马为海龙科动物克氏海马、刺海马、大海马、斑海马或日本海马除去内脏的全体。它味甘，性温；归肾、肝经。功能补肾壮阳，消癥瘕，多用于肾虚阳痿、难产、癥瘕、疔疮肿毒。

　　海马的作用是大补元阳。李时珍《本草纲目》说海马"暖水脏，壮阳道"，其性温暖，难产及阳虚多用之。《本草新编》说海马入肾经命门，专善兴阳。传统中成药立嗣丹、三鞭酒、龟龄集酒的配方里都用到了海马。其中龟龄集酒大补元阳，益肾固本，善治肾阳虚亏，命门火衰，乾隆皇帝多次盛赞是"补酒至尊"。

　　三斑海马含有谷氨酸、天冬氨酸、甘氨酸、脯氨酸、丙氨酸、亮氨酸等氨基酸以及钙、磷、钠、钾、镁、铁、锶、硅等无机盐；刺海马含有蛋白质、脂肪、多种氨基酸；大海马中含精氨酸、天冬氨酸、丙氨酸、某氨酸、脯氨酸、谷氨酸等20多种氨基酸，尚含有药用价值较高的牛磺酸。

　　海马有性激素样、抗衰老等多种药理作用。

　　（1）性激素样作用：海马的乙醇提取物既能诱发和延长雌性小鼠的动

情期，使子宫和卵巢的重量增加，又能使雄鼠前列腺、精囊、提肛肌的重量明显增加，表现为雄激素样作用。

（2）抗衰老：海马能增强小鼠耐缺氧性，减少单胺氧化酶的活性，降低过氧化脂质在体内的含量。海马提取物均有钙通道阻断剂的作用，通过阻断钙内流，达到保护神经元的功效。具有抗癌活性。

海马一次用量为3.5~10克。多用于煎剂、浸酒、作散、熬膏，成药入丸剂、胶囊等，居家可作药膳的原料。注意：阴虚火旺、男子性欲过旺、性功能亢进的人，以及孕妇，都不提倡食用。

## 海马童子鸡

**原料**：童子鸡1只，海马10克，虾仁100克，葱、生姜、黄酒、盐适量。

**用法**：童子鸡去毛及内脏，将鸡放入蒸钵内，虾仁放在鸡周围，加葱、姜，黄酒，盐等，上笼蒸熟，吃鸡肉、虾仁喝汤。

## 海马红枣炖瘦肉

**原料**：海马6克，猪瘦肉250克，红枣5个，生姜3片，精盐适量。

**用法**：猪瘦肉洗净切块，放沸水中淖3分钟，取出洗净，放锅中，加洗净的海马、红枣、生姜，大火煮沸，改用小火熬煮1小时，用精盐调味食用。

## 海马乌鸡汤

**原料**：海马10克，乌鸡约500克重者一只，花生米50克，红枣5枚，生姜3片。

**用法**：乌鸡去毛洗净，切块，与洗净的海马、花生、生姜一并放砂锅中，加足量清水，大火煮沸，撇去浮沫，用小火熬煮1小时，调好味食用。

## 海马平喘汤

**原料：** 海马10克，当归5克，杏仁10克，陈皮2克。

**用法：** 海马洗净切碎，与当归、杏仁、陈皮一并放砂锅中，加适量清水，用大火煮沸后改用小火熬煮20分钟，留取药汁备用。药渣再加清水500毫升，大火煮沸，小火熬煮20分钟，去渣留汁。将两次煎出的药汁混匀，煮沸，分两次饮用。也可将海马加工成粉末，其余三药煎汁冲服。

## 海马益肾酒

**原料：** 海马、鹿茸各10克，海参15克，蛤蚧1对，枸杞子50克，淫羊藿、五味子各30克，白酒2500毫升。

**用法：** 将上药洗净沥干，用白酒浸于坛内，密封坛口，浸泡7天即成。每于睡前喝35毫升，两个月为一个疗程。

**说明：**《本草图经》海马酒，仅用海马一味，加白酒浸泡服用。本配方加用了枸杞子、蛤蚧、鹿茸、海参、淫羊藿、五味子，补肾益精的作用更为显著，适宜于调治肾阳不足，阳痿遗精，神疲畏寒，腰膝冷痛。

用于肾虚精少，腰膝酸软，尿频：海马、虾仁各15克，仔公鸡1只，一并炖食，治疗遗尿、尿频。

用于肾虚阳痿：海马2只，白酒500方毫升，浸泡1周，每日睡前饮服10~15毫升。或用海马炙燥，研成细粉，每日3次，一次服1.5克，用温酒送下。另有配方：海马15克，红参30克，韭菜子60克，焙干，研末，装胶囊，每日2次，一次服1.5克，治疗阳痿。

用于劳损不足：海马15克，鹿茸2克，共研成细末，以仙鹤草50克煎汤，分2次送服，每日1剂，治疗再生障碍性贫血。

用于小儿缺钙，脚软无力：制海马1只，猪尾巴1条，加水共炖熟，1日分数次服用，隔2~3天再服，连服2~3剂。

此外，还用于癥瘕，瘰疬，瘿瘤，阴疽疮肿，外伤出血。

# 十六、巴戟天

巴戟天为茜草科植物巴戟天的干燥根。它性微温，味辛、甘；归肾、肝经。功能补肾助阳，散风祛寒湿，多用于阳痿遗精、宫冷不孕、月经不调、少腹冷痛、风湿痹痛、筋骨痿软等。

巴戟天含有蒽醌类、葡萄糖等，根皮含锌、锰、铁、铬等元素。它有抗疲劳、降压等多种药理作用。

（1）增加体重及抗疲劳作用：能显著增加小鼠体重，延长持续游泳时间。

（2）对免疫功能的影响：具有抑制小鼠胸腺萎缩及增加其血中白细胞数的功能。

（3）皮质酮分泌促进作用：巴戟天提取物具有增加血中皮质酮含量的作用，其活性可能是由于下垂体－肾上腺皮质系统受到刺激作用。

（4）降压作用：同属植物的提取物对麻醉猫有显著降压作用，对不麻醉大鼠也有降压作用，但维持时间短，并有一些安定与利尿作用。

（5）抗炎作用：可能具有肾上肾皮质激素样作用。

巴戟天一次用量为3~9克。多用于煎剂、浸酒、作散、熬膏，成药入丸剂、片剂、冲剂等，居家可用作茶饮、药膳的原料。

## 巴戟胡桃炖猪脬

**原料：** 猪脬1只，巴戟天30克，核桃24枚，生姜、黄酒、盐各适量。

**用法：** 将巴戟天，核桃取肉洗净，猪脬用粗盐擦洗净，用沸水烫过。把巴戟天、核桃肉放入猪脬内，置于炖盅内，加生姜，放开水足量，炖盅加盖，文火隔开水炖一小时，放黄酒、盐调味食用。

## 巴戟三白煨鸡

**原料：** 鸡肉500克，白术、白扁豆、白果、莲子肉、怀山药、茯苓各15克，巴戟天10克，葱、黄酒、精盐各适量。

**用法：** 白果去壳，入开水中烫一下，撕去膜皮，切去两头，用竹签去心，再用开水泡去苦味；白术、茯苓、巴戟天、怀山药洗净，用洁净纱布扎紧。砂锅置旺火上，加清水，放鸡肉块烧开，撇净血泡，加药包、白果、莲米肉、白扁豆，放黄酒、葱，用湿棉纸封住砂锅口，移至小火上煨熟透，取出药包，拣出葱，加精盐调味，佐餐食用。

**说明：** 本膳有温经散寒、健脾化湿的作用，适宜于调治寒湿凝滞，经前或经行时少腹冷痛，痛喜热按，得热舒适，畏寒，经血量少色淡。

## 巴戟乌鸡肉汤

**原料：** 乌鸡肉200克，巴戟天、菟丝子各15克，党参30克，薏苡仁45克，鲜土茯苓60克，金银花20克，生姜、盐适量。

**用法：** 将乌鸡肉除油脂，切块；土茯苓洗净、切片；菟丝子、金银花洗净，分别用纱布包扎好。巴戟天、党参、薏苡仁洗净，同菟丝子、乌鸡肉一起放入锅内，放生姜，加适量清水，文火煲煮两小时。再放入金银花煮沸15分钟，加盐调味道。

## 巴戟鹿鞭汤

**原料：** 鹿鞭2条，狗肾100克，猪肘肉、母鸡肉各800克，枸杞子、菟丝子、怀山药、巴戟天各30克，黄酒、胡椒粉，花椒、精盐、生姜、葱适量。

**用法：** 鹿鞭用温水发透，剖开，刮净粗皮杂质，洗净，切成3厘米长的段；狗肾用油沙炒后，用温水浸泡，然后刷洗干净，漂30分钟；枸杞子拣净杂质洗净，连同巴戟天、菟丝子一起用纱布包裹；鸡肉切成约3厘米长、1.2厘米宽的条块；猪肘刷洗干净，拨净残毛。锅内加水，放生姜，葱段、黄酒和鹿鞭段，武火煮15分钟，捞出鹿鞭换清水，再放鹿鞭、生姜、葱段、黄酒煮15分钟，捞出鹿鞭。砂锅中放猪肘、鸡块，鹿鞭、狗肾，加水，用武火烧开，除去浮沫，加黄酒、生姜、葱段、花椒，用文火炖1.5小时，去生姜、葱段，猪肘取出不用，怀山药及药袋放锅中，加食盐、胡椒粉，改用旺火炖1.5小时，即可食用。

**说明：** 鹿鞭、狗肾、巴戟天均是温肾壮阳之品，枸杞子、菟丝子、怀山药补肝肾，益精血，合而温肾壮阳，补血益精，复加血肉有情之品鸡肉、猪肘肉，补养之力甚峻，能大补肝肾精血，阳痿遗精，早泄，腰膝酸软，畏寒肢冷，头晕耳鸣，精神萎靡不振者，均宜食用。湿热内蕴，胸脘痞满，不畏饮食，大便黏腻，小便黄赤者，不宜进食。

## 巴戟天茶

**原料：** 巴戟天5克，红茶3克。

**用法：** 用开水冲泡饮用，随饮随添开水，至味淡为止。

## 巴戟苁蓉酒

**原料：** 山萸肉、川牛膝、远志、熟地黄、巴戟天、茯苓、泽泻、菟丝子各30克，肉苁蓉60克，山药25克，杜仲40克，五味子35克，白酒2000毫升。

**用法：** 上药加工成粉末，过筛取粉，倒入白酒浸泡，密封；春夏5日，秋冬7日后开取，去渣备用。一次10~20毫升，每日早晚2次，将酒温热空腹服用。

**识药心得**

巴戟天温而不燥，补而不滞，能补肾阳、强筋骨，治疗阳痿遗泄、腰膝痿软。巴戟天、生牛膝浸酒饮服，治疗虚羸阳道不举、五劳七伤百病。用巴戟天、五味子、人参、熟地、肉苁蓉、骨碎补、龙骨研粉制丸，治疗肝肾虚、腰痛、滑精。

巴戟天能助肾阳、散寒湿，治疗痹痛。巴戟丸用巴戟天、牛膝、羌活、桂心、五加皮、杜仲、干姜研粉，炼蜜和丸如梧桐子大，于食前用温酒送服30丸，治疗风冷腰胯疼痛、行步不得。

巴戟天还用于治疗劳损，筋骨痿软、尿频白浊、健忘，以及宫冷不孕、月经不调、少腹冷痛。

# 十七、肉苁蓉

肉苁蓉为列当科多年生寄生草木植物苁蓉的肉质茎。它性温，味甘、咸；归肾、大肠经。功能补肾阳，益精血，润肠通便，多用于阳痿、不孕、腰膝酸软、筋骨无力、肠燥便秘等。

肉苁蓉含肉苁蓉苷、多糖类物质。其水溶性成分对小鼠的体液及细胞免疫均有增强作用。在一定浓度下能促进EA玫瑰花结形成，反映了其能提高机体的细胞免疫功能。肉苁蓉在体内有促进细胞免疫功能的作用。它能显著缩短小鼠的通便时间，具有促进排便作用。

肉苁蓉的一次用量为6~9克。它在传统的丸、散、膏、丹里用得十分普遍，现代多用于煎剂、浸酒、作散、熬膏，成药入丸剂、片剂、冲剂、胶囊、口服液等，居家可用作粥、药膳的原料。

## 海马苁蓉鸡

**原料：** 仔公鸡1只，海马1对，肉苁蓉30克，菟丝子15克，生姜、胡椒粉、盐适量。

**用法：** 仔鸡去肠杂，洗净切块，加水与海马、生姜一同煨炖；肉苁蓉、菟丝子加水煎取浓汁，待鸡烂熟时加，用胡椒粉、盐等调味，佐餐食用。

## 苁蓉炖羊肾

**原料：** 羊肾1对，肉苁蓉30克，胡椒粉、精盐适量。

**用法：** 肉苁蓉洗净，加水浸半小时；羊肾放清水中浸2小时，洗净后对切开，剔除筋膜；将肉苁蓉、羊肾同放砂锅内，加水适量，文火炖熟，加胡椒粉，精盐调味，去肉苁蓉，吃羊肾喝汤。

## 苁蓉炖双鞭

**原料：** 狗鞭、牛鞭各100克，母鸡肉500克，灵芝、枸杞子、菟丝子、肉苁蓉各10克，花椒、生姜、黄酒、猪油、食盐适量。

**用法**：牛鞭加水发胀，去净表皮，顺尿道对剖两块，用清水洗净，再用冷水漂 30 分钟；狗鞭用油砂炒酥，用温水浸泡约 30 分钟，刷洗洁净，备用。将牛鞭、狗鞭放入砂锅内，加清水烧沸，撇去浮沫，放入花椒、生姜、黄酒和母鸡肉，再烧沸后，改用文火煨炖，至六成熟时，用清洁白布滤去汤中的花椒和生姜，再置火上，净菟丝子、肉苁蓉、枸杞子用纱布袋子装好，放入汤内，继续煨炖至牛鞭、狗鞭酥烂时，即将牛鞭、狗鞭捞出，牛鞭切成 3 厘米长的条，狗鞭切成 3 分长的节，鸡肉切成块，除去药包，将灵芝切片，放入碗中，加食盐和猪油调味，佐餐食用。

# 肉苁蓉虾仁汤

**原料**：小鱼干、虾仁各 60 克，肉苁蓉 15 克，萝卜 100 克，豆腐 250 克，葱、盐、胡椒粉适量。

**用法**：肉苁蓉加水煎 1 小时，去渣取汁，加小鱼干、虾仁，煮 15 分钟；萝卜切作丝，豆腐切成小块。将萝卜丝、豆腐块同放锅内，加小鱼干、虾仁，倒入肉苁蓉汤，并加盐、胡椒粉，煮至熟，加葱；吃鱼干、虾仁、萝卜、豆腐，喝汤，佐餐食用。

# 肉苁蓉粥

**原料**：精羊肉 100 克，肉苁蓉 15 克，粳米 50 克。

**用法**：肉苁蓉加水 100 克，煮烂去渣；精羊肉切片入砂锅中加水 200 克，煎数沸，待肉烂后，再加水 300 克。将粳米煮至米开汤稠时加肉苁蓉汁及羊肉再同煮片刻停火，盖紧盖焖 5 分钟即可，每日早晚温热服。

# 肉苁蓉补酒

**原料**：肉苁蓉、菟丝子、蛇床子、五味子、远志、续断、杜仲各 12 克，白酒 500 毫升。

**用法**：将上述各药捣碎，装入纱布袋内，扎紧，置广口酒瓶内，倒入白酒，浸泡 7 天，取酒饮用，早晚各 20~30 毫升。

《神农本草经》论肉苁蓉：主五劳七伤，补中，除茎中寒热痛，养五脏，强阴，益精气，妇人癥瘕。

肉苁蓉温而不燥，补而不峻，可配合熟地黄、菟丝子、山萸肉等同用，用于劳损不足，肾虚阳痿、遗精、早泄。肉苁蓉、鹿茸、山药、茯苓各等分，研成粉末，米糊丸梧子大，用大枣汤送服30丸，治疗肾虚白浊。《证治准绳》肉苁蓉丸，以肉苁蓉、熟地黄、怀山药、五味子、菟丝子为丸，治疗肾虚小便频数。

肉苁蓉、鳝鱼烘干，研成粉末，用黄精酒和丸服用，强筋健髓，用于腰膝冷痛、筋骨痿弱。肉苁蓉、山茱萸、五味子研成粉末，蜜丸如梧子大，一次用淡盐开水送服20丸，治疗消中易饥。肉苁蓉能温润滑肠，多用于老年人及病后、产后津液不足，肠燥便秘之症。

# 十八、杜仲

杜仲为杜仲科植物杜仲的树皮。它性温，味甘、微辛；入肝、肾经。功能补肝肾，壮筋骨，安胎，降血压，多用于腰膝酸痛、筋骨痿弱、风湿痹症、阳痿、尿频、胎漏欲堕、阴下湿痒等。高血压、肾炎、小儿麻痹症等亦多采用。

杜仲含有杜仲胶、松脂醇二葡萄糖苷、松脂醇–β–葡萄糖苷、杜仲醇、杜仲苷、京尼平苷、京尼平苷酸、桃叶珊瑚苷、木脂素、维生素C等。它对中枢神经系统、循环系统、免疫系统、内分泌系统和泌尿系统都有不同程度的调节作用。

（1）增强免疫功能：杜仲具有兴奋垂体、肾上腺皮质系统，增强肾上腺皮质功能和具有免疫促进功能。

（2）降压作用：杜仲提取物及煎剂对动物有持久的降压作用。杜仲对早期高血压病有较好疗效，特别是对自觉症状的改善较其他药物显著。

（3）利尿作用：杜仲的多种制剂对麻醉犬有利尿作用。

此外，杜仲煎剂在试管中有抑制结核分枝杆菌的作用；杜仲有镇静、催眠的作用；杜仲的醇浸剂可减少大鼠肠道中胆固醇的吸收。用杜仲炖猪脚服治疗小儿麻痹后遗症也有一定效果。

杜仲一次用量为6~15克。它在传统的丸、散、膏、丹里用得较为普遍，现代多用于煎剂、浸酒、作散、熬膏，成药入丸剂、冲剂、口服液等，居家可用作茶饮、药膳的原料。以杜仲为主要原料烹制的药膳，多用于类风湿关节炎、强直性脊柱炎、习惯性流产、慢性肝炎等。

## 锅贴杜仲腰片

**原料：**猪腰200克，杜仲、补骨脂各10克，核桃仁50克，火腿肉，猪肥膘肉、生姜、湿淀粉、猪油、盐、花椒粉适量。

**用法：**补骨脂、杜仲、核桃仁烘干，研成粉末；猪腰片净腰臊，切成薄片，火腿、肥膘肉切成同样大小的片；鸡蛋清加面粉，中药粉末。生姜末，湿淀粉，热猪油调成浆；把肥膘肉摊开，抹上蛋清浆，贴上腰片，再抹上蛋清浆，贴上火腿片，涂蛋面浆，逐个做完。炒锅置旺火上，放油烧至七成热，把贴好的腰片入油锅炸至金黄色捞起，撒上花椒粉，佐餐食用。

## 杜仲蒸鸡

**原料：**母鸡1只，杜仲30克，枸杞子15克，黄酒、胡椒粉、生姜片、葱段、盐适量。

**用法：**宰鸡，去毛及内脏，去爪洗净；枸杞子洗净，葱切段，生姜切片；将母鸡用沸水氽透，捞在凉水中冲洗干净，沥干水分；杜仲加水浸1小时，枸杞子加水浸1粉钟，装鸡腹内。把鸡放蒸钵中，鸡腹朝上，摆上生姜片、葱段，加清水、盐、黄酒、胡椒粉，用湿棉纸封口，上笼旺火蒸2小时后取出，揭去棉纸，佐餐食用，枸杞子一并吃下。

## 杜仲萝卜汤

**原料：**咸鱼1尾，杜仲12克，萝卜150克，豆腐250克，葱、胡椒粉适量。

**用法：**杜仲洗净，加水煎取汁备用；咸鱼在水中浸1小时，洗净，切作小块；萝卜洗净，切作丝；豆腐切作小块。锅中放咸鱼，加水煮沸，加萝卜丝、豆腐块及杜仲药汁，煮至鱼熟萝卜烂，加葱、胡椒粉，佐餐食用。

## 杜仲补元饮

**原料：**杜仲、怀山药、枸杞子各12克，阿胶、熟地黄各18克，红参、莫肉各3克，冰糖30克。

**用法：**阿胶放杯中，冲入沸水，置锅中，隔水炖烊；红参加工成粉末，过筛取粉备用；将杜仲等其他药物一并放砂锅中，加水浸1小时后，煎煮取汁，连煎2次；把2次煎汁同倒入砂锅中，加红参粉、阿胶浆，用中火煮沸即可，每日1料，分2次喝下。

## 杜仲茶

**原料：**杜仲9克，山楂6克，三七3片。

**用法：**三药放锅中，加足量水，浸30分钟后，煮20分钟，连水带渣倒热水瓶中，作茶时时饮用。

## 杜仲浸酒方

**原料：**杜仲、当归、川芎、干姜、秦艽、蛇床子、附子各300克，白酒6000毫升。

**用法：**上药加工成粉末，用白酒于瓷瓶中密封浸泡，7日后饮用，一天一次，每次30毫升。

> **识药心得**
>
> 　　肝主筋，肾主骨，肾充则骨强，肝充则筋健。杜仲可补肝肾，故有强筋骨的功效，可治疗肝肾不足，腰膝酸痛乏力等。其性偏温补，能治疗下元虚冷，肾虚阳痿、小便频数，并治肝肾不足眩晕。
>
> 　　用于孕妇体虚，胎元不固，腰酸、胎动。杜仲对于孕妇胎动不安，兼有肝肾不足病症者，多与桑寄生、白术、续断等配伍同用。

庞元英《谈薮》：一少年得脚软病，且疼甚，医作脚气治不效。路铃孙琳诊之，用杜仲一味，寸断片折，每以一两，用半酒半水一大盏煎服，三日能行，又三日痊愈。

# 十九、续断

续断为川续断科多年生草本植物川续断的根，因能"续折接骨"而得名。它性微温，味苦、辛；归肝、肾经。功能补肝肾，强筋骨，续折伤，止崩漏，多用于腰膝酸软、风湿痹痛、崩漏、胎漏、跌仆损伤。酒续断多用于风湿痹痛、跌仆损伤。盐续断多用于腰膝酸软。

川续断根根含环烯醚萜糖苷等。抗维生素 E 缺乏症；止血、镇痛作用，对痈疡有排脓、止血、镇痛、促进组织再生的作用。

续断一次用量为9~15克。在传统的丸、散、膏、丹里用得较为普遍，现代多用于煎剂、浸酒、作散、熬膏，成药入丸剂、片剂、冲剂、口服液等。

## 续断炖猪尾

**原料：**猪尾1条，续断25克，杜仲30克，黄酒、盐适量。

**用法：**猪尾放沸水中焯3分钟，洗净备用；续断、杜仲用纱布包好，连同猪尾放锅中，加足量水，放黄酒、盐，用旺火煮沸后改用小火炖至猪尾熟烂，弃药包，调好味，佐餐食用。

## 续断汁烩猪腰

**原料：**猪腰子2只，续断25克，葱、生姜、花椒、盐、酱油、芝麻油适量。

**用法：**猪腰子去臊腺筋膜，放沸水中焯1分钟；续断加水煎煮取浓汁。锅中放油，放生姜煸炒几下，放腰片，续断药汁代水倒入，烩炒几下，放葱、花椒，用文火焖烧5分钟，加酱油、盐、芝麻油调味食用。

# 杜仲续断炖龟肉

**原料：** 乌龟约300克重者1只，核桃仁30克，杜仲、陈皮各15克，枸杞子、续断、桑寄生各10克，猪骨头200克，黄酒、盐适量。

**用法：** 乌龟用沸水烫死，剁去头、爪甲，刮去粗皮，挖去内脏，洗净，剁成2厘米大小的块；猪骨头用温水洗净，放沸水中煮3分钟，剁碎；将枸杞子、杜仲、续断、桑寄生用砂布袋装好，扎紧口。砂锅置旺火上，加清水，以猪骨头垫锅底，再放入龟肉，烧开后撇去浮沫，下药袋、核桃仁、陈皮、黄酒，改用小火炖至龟肉熟烂，加盐调味，佐餐食用。

# 续断羊肾汤

**原料：** 羊肾2只，续断15克，五味子6克，葱、盐适量。

**用法：** 羊肾洗净，去筋膜，切碎；续断、五味子加水浸1小时，用纱布包裹。将羊肾碎块连同续断、五味子药袋放砂锅中，加水适量，炖至熟透；取出药袋，加葱段、盐，吃羊肾喝汤，佐餐食用。

# 舒筋活络酒

**原料：** 续断、木瓜、桑寄生、玉竹、川牛膝、当归、川芎、红花、独活、羌活、防风、白术、蚕沙、红曲、甘草等。

**用法：** 口服，每日2次，一次20~30毫升。

**说明：** 本方祛风除湿，活血通络，养阴生津，适宜于治疗风湿阻络，血脉瘀阻兼有阴虚，痹病，关节疼痛，屈伸不利，四肢麻木。

识药心得

　　续断补肝肾、强筋骨的功效，与杜仲相近，治疗肝肾不足，腰膝酸痛、乏力有效。用续断60克，补骨脂、牛膝、木瓜、草薢、杜仲各30克，研成粉末，炼蜜为丸桐子大，于空腹时服50丸，治疗腰痛并脚酸腿软。用续断、牛膝研成粉末，温酒调下6克，于食前服用，治疗老人风冷，转筋骨痛。《湖南药物志》：治水肿，续断根，炖猪腰子食。

续断能通利血脉，有接骨疗伤作用，为伤科要药，常配伍地鳖虫、自然铜等同用。用续断、牛膝、草薢、防风、川乌，制丸服用，治疗风寒湿痹、筋骨挛痛。

《本草纲目》介绍，续断酒浸、杜仲姜汁炒去丝，各用60克，研成粉末，枣肉煮烊，杵和丸如梧子大，一次30丸，用米饮汤送服，治疗妊娠胎动两三月即堕病症。寿胎丸用菟丝子120克，桑寄生、续断、真阿胶各60克，制丸服用，治疗滑胎。

续断能补肝肾而治崩漏，用于妇女经水过多。将续断研成粉末，水煎温服，治疗产后血晕，心腹硬，乍寒乍热。续断还用于治乳病。

# 二十、菟丝子

菟丝子是旋花科植物菟丝子的干燥成熟种子。它性温，味甘；归肝、肾、脾经。功能滋补肝肾，固精缩尿，安胎，明目，止泻，多用于阳痿遗精、尿有余沥、遗尿尿频、腰膝酸软、目昏耳鸣、肾虚胎漏、胎动不安、脾肾虚泻，外治白癜风。

菟丝子种子含槲皮素、生物碱等，有保肝、助阳等多种药理作用。

（1）保肝作用：菟丝子20%的水煎剂给四氯化碳损伤小鼠灌胃，50克（生药）/千克体重，能使血液中增加的乳酸、丙酮酸下降，而使下降的肝糖原和肾上腺抗坏血酸上升，有显著的保护肝损伤活性。

（2）助阳和增强性活力作用：20%菟丝子水煎剂每天0.5毫升/只灌胃，对阳虚小鼠的症状有一定的恢复作用。用含菟丝子水煎剂的培养基培养，在0.5%、1.0%和2.0% 3个浓度下均能提高果蝇的性活力。

（3）增加非特异性抵抗力作用：菟丝子水煎剂，能延长小鼠负重游泳时间，增强小鼠在常压下的耐缺氧能力，提高其非特异性抵抗力。

此外，菟丝子尚具有抗肿瘤、抗病毒、抗炎、抗不育、致泻及抑制中枢神经系统的作用。

菟丝子一次用量为6~12克。在传统的丸、散、膏、丹里用得较为普遍，现代多用于煎剂、浸酒、作散、熬膏，成药入丸剂、片剂等，居家可用作茶饮、粥饭、药膳的原料。以菟丝子为主要原料烹制的药膳，多用于白细胞减少症、肾炎、贫血、风湿病等。

## 菟丝瘦肉煲

**原料：**猪瘦肉100克，菟丝子12克，当归9克，盐适量。

**用法：**猪肉用温水洗净，切成小块；当归、菟丝子同放砂锅中，加水煎浸1小时，煎煮30分钟，去渣取汁；取煎好的药汁代水，下猪瘦肉煲汤，将熟时加盐调味，吃肉喝汤。

## 菟丝子炖猪腰

**原料：**猪腰2个，菟丝子30克，肉苁蓉60克，大枣10枚，生姜、盐适量。

**用法：**先将猪腰切开，去白脂膜，切片；菟丝子、肉苁蓉加水煎煮取浓汁，大枣洗净。将猪腰、大枣、生姜放炖盅内，以药汁代水，放盐炖2小时，佐餐食用。

## 菟丝滋肾汤

**原料：**猪肝250克，菟丝子、肉苁蓉、车前子、熟地黄、桑椹、酒炒女贞子、枸杞子各10克，盐、黄酒、鸡汤、生姜片、鸡蛋清、胡椒粉、熟鸡油、葱适量。

**用法：**将菟丝子、熟地黄、桑椹、女贞子、肉苁蓉、车前子等药烘干，研成细末，过筛取粉；枸杞子去杂质，用温水泡胀；猪肝除去白筋，用刀背捣成茸，盛碗中，加清水调匀，滤去渣，将生姜片、葱段放肝汁中浸泡10分钟，拣去不用；将鸡蛋清、盐、胡椒粉、黄酒放锅中烧开，倒肝膏碗内，撒上枸杞子，滴上鸡油。将肝膏放锅中，隔水蒸10分钟，佐餐食用。

## 菟丝温补汤

**原料:** 羊肉500克, 羊脊骨1具, 菟丝子10克, 山药50克, 肉苁蓉20克, 核桃肉2个, 黄酒、盐、茴香、花椒、胡椒粉、葱段、生姜片适量。

**用法:** 将羊脊骨砍成数块, 用清水洗净, 羊肉洗净后入沸水锅内氽去血水, 再洗净切成条; 菟丝子、山药、肉苁蓉等药加水浸1小时, 然后用纱布袋装好, 扎住袋口。把羊脊骨、药袋一并放砂锅中, 加水足量, 下葱段、生姜片, 用武火烧沸, 撇去浮沫, 再加花椒、茴香、黄酒, 改用小火炖至肉烂。去药袋及葱段、生姜片、花椒、茴香, 放胡椒粉、盐调味, 佐餐食用。

## 菟丝子煨饭

**原料:** 菟丝子15克, 火腿肉50元, 竹笋100克, 粳米150克, 鸡汤、酱油、黄酒、盐适量。

**用法:** 菟丝子放砂锅中, 加水浸1小时, 煎煮取汁, 连煎两次, 取两次药汁混合备用; 竹笋、火腿肉分别洗净, 切作丁; 粳米淘洗净。将粳米、竹笋丁、火腿丁等一并放锅中, 加菟丝子药汁, 并加水至足量, 加酱油、黄酒、鸡汤、盐, 煮作饭, 用作主食。

## 菟丝填精酒

**原料:** 菟丝子90克, 茯苓、莲肉各50克, 熟地黄45克, 白酒500毫升。

**用法:** 将上药共加工成粗末, 装入洁净纱布袋中, 扎好口, 置净器中, 加白酒浸泡, 30日后开封, 去渣取酒, 装瓶备用。每日1次, 一次30毫升。

菟丝子能助阳而益精，可与枸杞子、沙苑子、杜仲等配伍，治疗肾虚阳痿、腰膝酸软。

菟丝子补肾缩尿，止遗精，可用于治疗肝肾不足之遗精、早泄。

酒菟丝子、炒杜仲各等分，研成粉末，用山药糊丸如梧子大，每日2次，用盐酒或淡盐开水送服50丸，治疗腰痛。菟丝子、牛膝各30克，同用酒浸五日，曝干后研成粉末，将原浸酒再入少醇酒作糊，搜和丸，空腹用酒送服，治疗腰膝积冷痛，或顽麻无力。

菟丝子不拘多少，酒浸三宿，控干，趁润捣研为末，焙干后加工成细粉，炼蜜和丸，如梧桐子大，于食前用米饮汤送下50粒，每日2～3次，用温开水送服，消渴证。菟丝子、麦冬各等分，研成粉末，蜜丸梧子大，淡盐开水每下70丸，治疗小便赤浊，心肾不足、精少血燥、口干烦热、头晕怔忡。

菟丝子性柔润，平补肝肾而不燥，可与枸杞子、女贞子、沙苑子等同用，治疗肝肾不足、两目昏糊等。菟丝子酒浸3日，曝干，捣罗为末，鸡子白和丸梧桐子大，每于空腹用温酒送下30丸，治疗劳伤肝气，目暗不明。

菟丝子安胎，常配桑寄生、续断，治疗胎动不安。

# 二十一、补骨脂

补骨脂为豆科植物补骨脂的干燥成熟果实。它性温，味辛、苦；归肾、脾经。功能温肾助阳，纳气，止泻，多用于阳痿遗精、遗尿尿频、腰膝冷痛、肾虚气喘、五更泄泻；外用治白癜风，斑秃。

果实含挥发油（约20%）、有机酸、一种甲基糖苷、碱溶性树脂、不挥发性萜类油、皂苷。种子含香豆精类补骨脂素和异补骨脂素共约1.1%、黄酮类补骨脂黄酮、甲基补骨脂黄酮、异补骨脂黄酮和查耳酮类补骨脂查耳酮、异补骨脂查耳酮、单萜烯酚衍生物补骨脂酚；尚含挥发油、树脂、脂肪酸。花含脂肪酸、挥发油、甾醇、生物碱等。

补骨脂果实中的一种查耳酮（补骨脂乙素），可扩张豚鼠、兔、猫、大鼠离体心脏的冠状血管，其作用较凯林强4倍，并能对抗脑垂体后叶素对冠脉的收缩作用。补骨脂素的衍化物能增加犬冠状动脉及末梢血管的血流量。补骨脂乙素还能加强豚鼠及大白鼠心收缩力，兴奋蛙心，并对抗乳酸引起的蛙心心力衰竭。补骨脂种子提取液在试管内对葡萄球菌以及抗青霉素等抗生素的葡萄球菌均有抑菌作用。补骨脂粗提取液能治疗白癜风、牛皮癣。补骨脂种子提取液对离体及在位肠管有兴奋作用，对离体豚鼠子宫则松弛。

补骨脂一次用量为6~9克。它在传统的丸、散、膏、丹里用得较为普遍，现代多用于煎剂、浸酒、作散、熬膏，成药入丸剂、片剂、胶囊等，居家可用作粥饭、药膳的原料。以补骨脂为主要原料烹制的药膳，多用于白细胞减少症、白癜风、银屑病、白塞氏病、支气管哮喘、神经性皮炎等。

## 补骨脂煮肝散

**原料：** 猪肝250克，补骨脂、白芍药、白术、陈皮各30克，红参、砂仁各5克，葱白、菜油、盐、胡椒粉适量。

**用法：** 将补骨脂及其他各药分别加工成粗末，同放砂锅中，用水煎煮取汁，连煎2次；弃渣留药汁；将2次药汁混合代水，放入猪肝，煮至猪肝熟透，取出放凉，切作片。锅内放菜油，烧至七成热，放入猪肝烩炒，烹入煮猪肝的药汁，放葱白、盐适量，煮至汁浓猪肝入味为止，放胡椒粉调味，佐餐食用。

## 软炸补骨桃腰

**原料：** 鲜猪腰300克，补骨脂15克，核桃仁100克，葱、生姜、盐、菜油、胡椒粉、黄酒、鸡蛋清、淀粉、花椒盐适量。

**用法：** 核桃仁放开水中浸泡去皮，沥干，入油锅炸成金黄色，凉后剁成细末；猪腰对剖，片去腰臊，切成两切，片成整形薄片。把腰片放碗中，加精盐、胡椒粉、黄酒、葱段、姜末拌匀；补骨脂烘干，研作细末；将鸡蛋清放碗内，加干淀粉调拌，再加核桃仁末及补骨脂粉拌匀。取腰片一块，放核桃仁、补骨脂粉卷拢，随即蘸裹蛋清淀粉。炒锅置中火上，下菜油烧至八成热，逐个下油锅炸成金黄色捞起，撒花椒盐，佐餐食用。

## 补骨脂炖牛筋

**原料：** 牛筋150克，补骨脂15克，蘑菇50克，火腿肉30克，菜心150克，菜油、盐适量。

**用法：** 牛筋用温水洗净，放锅中，用小火炖熟，切成小块；补骨脂放砂锅中，加水浸1小时后，煎煮取汁。炒锅放旺火上，放菜油烧至七成热，下牛筋烩炒，再放入蘑菇、菜心、火腿肉，并加煎煮好的药汁，加盖烧5分钟，放盐调味，佐餐食用。

## 补骨脂蛋

**原料：** 鸡蛋3枚，补骨脂30克，肉豆蔻15克。

**用法：** 先将鸡蛋用清水煮沸，捞出打破外皮，与补骨脂、肉豆蔻同煮15分钟即可。每日1料，趁热吃鸡蛋，喝药汁。

## 核桃补肾汤

**原料：** 核桃仁30克，杜仲、补骨脂各15克，冰糖50克。

**用法：** 杜仲、补骨脂加水浸1小时，用洁净纱布包裹。核桃仁放砂锅中，放入药袋，加水足量，用旺火煮沸，改用文火炖煮1小时，加冰糖，再煮5分钟，弃药袋，吃核桃仁喝汤。

## 补骨脂酒

**原料：** 蕲蛇30克，补骨脂30克，薏苡仁100克，白酒1000毫升。

**用法：** 补骨脂、薏苡仁、蕲蛇烘干，放大口瓶中，倒入白酒，加盖，放置半月后滤取酒，另瓶盛装。每日2次，每次25毫升，于食后饮服。补骨脂、薏苡仁、蕲蛇可加工成粉末，过筛取粉，于饮酒时服用3克。

**说明：**《中华人民共和国药典》载有国公酒，原料用盐补骨脂、当归、羌活、牛膝、防风、独活、牡丹皮、广藿香、槟榔、麦冬、陈皮、五加皮、姜厚朴、红花、制天南星、枸杞子、白芷、白芍、紫草、醋青皮、炒白术、川芎、木瓜、栀子、麸炒苍术、川芎、麸炒枳壳、乌药、佛手、玉竹、红曲等。功能散风祛湿，舒筋活络，用于治疗风寒湿邪闭阻，痹病，关节疼痛，沉重，屈伸不利，手足麻木，腰腿疼痛；也用于经络不和，半身不遂，口眼㖞斜，下肢痿软，行走无力。

《经验后方》介绍，补骨脂用酒浸一宿，放干，用乌油麻和炒，令麻子声绝即簸去，只取补骨脂为末，醋煮面糊丸如梧子大，晨起用温酒或淡盐开水送服20丸，治疗男子女人五劳七伤，下元久冷，乌髭鬓，一切风病，四肢疼痛，驻颜壮气。

补骨脂功能温补肾阳，可治疗肾阳不足，阳痿遗泄、尿频、遗尿等；腰部酸痛，常与续断、狗脊等配合应用。补骨脂研粉，用温酒送，治疗腰疼。补骨脂、茴香、肉桂各等分，研成粉为，用热酒送服，治疗打坠腰痛，瘀血凝滞。

补骨脂能补命门火而温运脾阳，治虚冷泄泻，常与肉豆蔻等同用。炒补骨脂30克，罂粟壳120克，共研成粉末，炼蜜为丸如弹子大，每服1丸，水化开，生姜2片，枣1个，煎取汁服用，治疗赤白痢及水泻。

补骨脂还用于肾虚遗尿，以及肾气不足，摄纳无权，引起喘促，小便无度。

# 二十二、益智仁

益智仁为姜科植物益智的果实。它性温，味辛；归脾，肾经。功能温脾，暖肾，固气，涩精，多用于冷气腹痛，中寒吐泻，多唾，遗精，小便余沥，夜多小便。

益智仁含挥发油1%~2%，油中含桉油精55%以及姜烯、姜醇等。益智仁所含成分具有拮抗钙活性的作用，强心作用，抗癌、控制回肠收缩等作用。益智果实醇提物有抑制前列腺素作用。

益智仁一次用量为3~9克。它在传统的丸、散、膏、丹里用得较为普遍，现代多用于煎剂、作散，成药入丸剂、冲剂、胶囊等，居家可用作粥饭、药膳的原料。

## 益智羊肾补阳汤

**原料：**羊肾4只，山药30克，益智仁10克，乌药10克，生姜、葱、黄酒、盐、蛋清、淀粉、鸡汤、胡椒粉适量。

**用法：**山药、乌药、益智仁洗净，加水煎取汁；羊肾去臊，片成薄片，放碗内，加黄酒、姜片、葱段、精盐拌匀，码15分钟，用蛋清、干淀粉及一半药汁调拌均匀。炒锅量旺火上，加鸡汤及另一半药汁烧开，拌入羊肾片，煮2分钟，加胡椒粉调味，吃羊肾喝汤，佐餐食用。

## 参药猪脬汤

**原料：**猪膀胱1个，红参6克，怀山药、益智仁各60克，台乌药30克，盐适量。

**用法：**将猪膀胱划一个口子，用温水洗净；益智仁和台乌药一并加水浸1小时，用洁净纱布袋盛贮；红参及怀山药用另碗盛，加水浸1小时。把生晒参、怀山药、药包一并放猪膀胱内，再放砂锅中，加浸泡的水，用文火炖1小时。剪开猪膀胱，弃药袋，留下红参和怀山药，放盐，煮入味佐餐食用，红参及怀山药一并吃下。

## 益智茯苓粥

**原料：**益智仁、白茯苓各30克，粳米50克。

**用法：**益智仁、白茯苓烘干，一并研成粉末。粳米淘净，加水煮成稀薄粥，待粥将熟时，一次调入药粉3~5克，稍煮一下后食用。

## 萸肉益智饮

**原料：**山萸肉30克，益智仁25克，党参、白术、红枣各12克。

**用法：**将4味药同置沙锅中，加水适量，煎煮取汁，连煎2次，然后合并2次煎汁，装热水瓶内，当茶时时饮服。

## 益智仁缩尿茶

**原料：**益智仁6克，金樱子6克，乌药5克。

**用法：**三药加工成细末，放保温瓶中，冲入沸水，加塞焖20分钟。不拘次数，代茶频频温服。

**说明：**本配方有温补脾肾、固摄缩尿的作用，脾肾虚寒，遗尿、尿频，甚则小便失禁者，以及小儿遗尿，都宜采用。

## 仙茅益智仁酒

**原料：**仙茅、怀山药各30克，益智仁20克，白酒1000毫升。

**用法：**将仙茅、山药、益智仁晒干，放大口瓶中，冲入白酒，密封浸泡10天后，过滤去渣，取酒饮用。每日1次，每次30毫升。

益智仁温肾助阳，涩精缩尿，可治疗肾虚遗泄，尿频、遗尿、白浊或小便余沥等。益智仁盐水浸炒、厚朴姜汁炒，各等分，生姜3片，大枣1枚，水煎服，适宜于治疗白浊腹满，不拘男妇。益智仁、茯神各60克，远志、甘草各250克，研成粉末，酒糊丸梧子大，空腹用生姜汤送下50丸，适宜于治疗小便赤浊。

脾阳不振，运化失常，每易引起腹痛泄泻，益智仁辛温气香，有暖脾止泻的功效，可治疗脾寒泄泻冷痛。益智子仁浓煎饮之，治疗腹胀忽泻，日夜不止，诸药不效者。

脾脏虚寒，不能摄涎，会出现口涎多而自流，益智仁能温脾以摄涎，可与党参、茯苓、半夏、陈皮、怀山药等配伍，治疗多唾多涎。

益智仁炒过后研成粉末，加盐少许，用米饮汤调服，治疗妇人崩中。益智仁1份，砂仁2份，研成粉末，用温开水送下，每日2次，一次9克，治疗漏胎下血。

# 二十三、山茱萸

山茱萸是山茱萸科植物山茱萸的干燥成熟果肉。它性微温，味酸、涩；归肝、肾经。功能补益肝肾，涩精固脱，多用于眩晕耳鸣、腰膝酸痛、阳痿遗精、遗尿尿频、崩漏带下、大汗虚脱、内热消渴等。

山茱萸果肉含鞣质、糖苷、挥发油等。山茱萸煎剂在体外能抑制金黄色葡萄球菌的生长，而对大肠埃希菌则无效。山茱萸有明显的对抗肾上腺素性高血糖的作用。不同剂量山茱萸对醋酸引起的大鼠腹腔毛细血管通透性增加均有明显抑制作用。其还有抗癌作用，并有较弱的兴奋副交感神经的作用和抗氧化作用。

山茱萸的一次用量为5~10克。它在传统的丸、散、膏、丹里用得较为普遍，现代多用于煎剂、浸酒、熬膏，成药入丸剂、胶囊等，居家可用作茶饮、甜点、粥饭、药膳的原料。

## 附苓萸肉狗肉汤

**原料：** 狗肉150克，制附子12克，茯苓30克，山萸肉25克，生姜15克。

**用法：** 狗肉洗净、切块，放沸水中焯3分钟；生姜洗净，用刀背拍碎。起油锅，下狗肉及生姜爆香后铲起，与附子、茯苓、山萸肉一并放砂煲中，加开水适量，用武火煮沸后改用文火焖3小时，调好味食用。

**说明：** 本膳温补肾阳，纳气归肾，可用于肾阳不足所致的支气管哮喘缓解期、腰酸肢冷、气喘乏力、神疲气短、小便清长、畏寒怕冷。

## 固精核桃糖

**原料：** 山萸肉250克，五味子100克，核桃仁750克，冰糖适量。

**用法：** 五味子洗净，放砂锅内，加冷水浸泡半小时，再煎取浓汁备用；山萸肉洗净，晾干；核桃仁倒入大瓷盆内，加五味子药汁浸泡半小时，再加山萸肉拌匀，放入研细的冰糖，盖好，置锅中，隔水蒸3小时。每日2次，每次取1匙嚼食。

## 山萸肉粥

**原料：** 山茱萸肉15克，粳米100克，白糖适量。

**用法：** 山茱萸洗净，去核，与粳米同放锅中，加水煮粥，粥成加白糖调味食用。

## 萸枣饮

**原料：** 山萸肉10克，大枣10枚。

**用法：** 每日1剂，加水煎2次，合并煎汁，分2次服下，大枣一并吃下。

## 茱萸白术饮

**原料：** 萸肉30克，党参、白术、陈皮各20克，冰糖50克。

**用法：** 萸肉、党参、白术、陈皮放砂锅中，加水浸1小时，煎煮取汁，连煎2次，然后将2次煎汁混和备用；冰糖加水煮沸，滤去渣，兑入煎好的药汁中，作茶时时饮服。

## 薯蓣萸肉酒

**原料：** 山药、白术、五味子、丹参各240克，防风300克，山茱萸2000克，人参60克，生姜180克，白酒7000毫升。

**用法：** 将前8味研末，用布袋包裹，置容器中，加白酒，密封浸泡5~7日，过滤去渣。每日2次，每次20~30毫升。

识药心得

山茱萸取其核温涩能秘精气，精气不泄，以补骨髓。山茱萸酸涩收敛，有滋补肝肾、固肾涩精的作用，可治疗肝肾不足、腰膝酸软、遗精滑泄、眩晕耳鸣、月经过多等。

山茱萸甘酸温润，既能益精，又可助阳，长于固涩下焦，可治疗肝肾亏虚，下元不固，小便频数，五更泄泻，虚汗不止，崩中漏下，心悸怔忡。山茱萸酸敛之中，更具条畅之性，故善于治脱，又善于开痹，以重剂山茱萸30~120克，治疗虚证、脱证、身痛肢痛。

山茱萸60克，研成粉末，用米饭为丸，临睡时服，治疗五更泄泻，三日而泄泻自愈。

山萸肉兴阳道，坚阴茎，添精髓，止老人尿多不节。王辉武认为山茱萸在治疗虚汗的同时，还能壮阳补肾，治疗性功能减退等。

山萸肉还用于乳糜尿，失眠。

# 二十四、淫羊藿

淫羊藿为小檗科植物淫羊藿、箭叶淫羊藿、柔毛淫羊藿、巫山淫羊藿、朝鲜淫羊藿的干燥地上部分。淫羊藿全草又叫仙灵脾。它性温，味辛、甘；归肝、肾经。功能补肾阳，强筋骨，祛风湿，多用于阳痿、早泄、腰腿酸软、肢冷畏寒、神疲乏力、健忘、风寒湿痹、四肢拘挛麻木，近年多用于防治小儿麻痹症、高血压、神经衰弱、慢性支气管炎等。

淫羊藿含淫羊藿苷、植物甾醇、鞣质、油脂。它对肾上腺皮质功能及"阳虚"模型有一定的影响；对肾上腺皮质功能及雄性性腺功能有促进作用。其提取物对大白鼠蛋清性关节炎有抑制作用，既能减轻组织胺引起的家兔毛细血管通透性改变，又能抑制组织胺和乙酰胆碱引起的豚鼠实验性哮喘；对环磷酰胺所致的小白鼠白细胞下降，有一定的治疗作用。淫羊藿煎剂试管内对脊髓灰质炎病毒有显著的抑制作用，在药物与病毒接触1小时内，即表现灭活作用，对其他肠道病毒亦能抑制；对白色葡萄球菌、金黄色葡萄球菌有显著抑菌作用，对奈瑟卡他球菌、肺炎链球菌、流感嗜血杆菌有轻度抑制作用；1%浓度对人型结核分枝杆菌有抑菌效力；还有镇咳、祛痰与平喘作用；治疗肾虚型慢性气管炎，能使血中降低了的T细胞数显著增加；用于治疗肺心病重症患者，在症状改善的同时，免疫功能亦显著提高；玫瑰花结形成率从低于正常值上升到正常值，淋巴细胞转化率明显增加，说明它对免疫功能会产生良好影响。

淫羊藿的一次用量为3~9克。它在传统的丸、散、膏、丹里用得较为普遍，现代多用于煎剂、茶饮、浸酒、作散、熬膏，成药入丸剂、片剂、冲剂、胶囊、口服液等，居家可用作面点的原料。

## 仙灵鹌鹑

**原料：** 鹌鹑1只，淫羊藿、黄芪各30克，葱段、生姜片、胡椒粉、黄酒、盐、鸡汤适量。

**用法：** 淫羊藿、黄芪加水浸1小时，用洁净纱布包裹；将鹌鹑浸水中淹死，去净毛，剁去爪，剖开腹部，除去内脏，冲洗干净后，放入沸水锅中煮1分钟捞出，将药袋装入鹌鹑腹内。将鹌鹑、葱段、生姜片、黄酒、盐、胡椒粉、鸡汤一并放锅中，炖至鹌鹑肉熟烂，弃药袋，佐餐食用。

## 仙灵卤猪腰

**原料：** 猪腰2只，淫羊藿、杜仲各30克，冬笋肉150克，菜油、葱段、生姜片、黄酒、盐适量。

**用法：** 将猪腰对剖开，片去白筋，用温水洗净，切成小块；冬笋肉切成薄片；淫羊藿、杜仲放砂锅中，加水浸1小时，煎取汁，连煎2次，合并煎汁，浓缩后备用。炒锅放旺火上烧热，放菜油，烧至六成热，下葱段、生姜片，煸出香味，下猪腰，烹入黄酒炒一下，再下笋片，加煎好的药汁，盖好用中火煮5分钟，加盐调味，佐餐食用。

## 仙汁炒核桃

**原料：** 淫羊藿、熟地黄各100克，核桃仁250克，五味子、陈皮各30克，盐适量。

**用法：** 淫羊藿、熟地黄、五味子放砂锅中，加水浸1小时，煎煮取汁，连煎2次，合并煎汁，浓缩后备用。核桃仁掰开，连同陈皮一并放锅中，用小火翻炒5分钟，倒入煎煮好的药汁，盖好煮3分钟；加盐，炒至汁干核桃仁干燥为止。每日2次，每次嚼食20克。

## 仙灵猪脊羹

**原料：** 猪脊骨1具，红枣150克，莲子100克，淫羊藿、续断各30克，木香、陈皮各6克。

**用法：** 猪脊骨洗净，剁碎；红枣洗净，用温水浸2小时；莲子用温水浸2小时。淫羊藿、续断、木香、陈皮加水浸1小时，用洁净纱布包裹；将猪脊骨、红枣、莲子放锅中，加药袋，并加清水足量，用小火炖煮2小时，去药袋，加盐调味；佐餐食用，红枣和莲子一并吃下。

## 淫羊藿山药面

**原料：** 鲜山药80克，淫羊藿3克，龙眼肉20克，面条120克，酱油、黄酒适量。

**用法：** 将淫羊藿放砂锅中，加水适量，用文火煎40分钟，弃渣留汁备用；山药刨去皮，洗干净，切成小段，放锅中，加水煮至完全熟烂，用锅铲压捣成泥状。另一锅加水适量，放入龙眼肉，煮至熟烂，加酱油、黄酒，倒入山药锅内，用锅铲将山药泥与汤不停地搅和调匀，使山药泥完全溶开，成米汤状，倒入大碗中，再盛上另锅煮好的面条即成。

## 仙灵脾酒

**原料：** 淫羊藿200克，枸杞子100克，党参50克，白酒2500毫升。

**用法：** 淫羊藿、枸杞子、党参三药烘干，用洁净纱布包裹；将药袋放大口瓶中，加白酒，盖好，密封一个月，弃药袋，滤取酒另瓶盛贮。每日2次，每次饮服25毫升。

识药心得　　淫羊藿是一味著名的传统补肾壮阳中药，《本经》称"治阳痿绝伤，茎中痛，利小便，益气力，强志"。《本草纲目》说它"性温不寒，能益精气"。研究表明，有雄性激素样作用，能使动物交尾亢进。它对狗有促进精液分泌的作用，叶及根部作用最强，果实次之，茎部最弱。肾虚阳痿、性功能下降者，服之可补肾助阳，治疗肾阳不足，阳痿遗泄，腰膝痿软等。

它能散风除湿，可治疗风湿痹痛偏于寒湿者，以及四肢麻木不仁或筋骨拘挛等。仙灵脾散用淫羊藿、威灵仙、川芎、桂心、苍耳子各30克，捣细成粉末，一次用温酒送服3克，治疗风走注疼痛，来往不定。

# 二十五、仙茅

仙茅为石蒜科植物仙茅的干燥根茎。它性热，味辛；归肾经。功能补肾阳，强筋骨，祛寒湿，多用于阳痿精冷，筋骨痿软，腰膝冷痹，阳虚冷泻。

仙茅含仙茅苷、仙茅皂苷、仙茅素、仙茅皂苷元、仙茅萜醇等。它可使小鼠腹腔巨噬细胞吞噬百分数与吞噬指数明显增加，其水提物有促进抗体生成并延长其功效，仙茅苷促进巨噬细胞增生并提高其吞噬功能；有明显延长睡眠时间作用，有显著的镇痛和解热作用；有雄性激素样作用作用；有明显的抗缺氧、抗高温作用；并有抗炎作用，抗菌作用，抗肿瘤作用，可增加尿酸排泄，有轻度降压作用。

仙茅一次用量为3~9克，多用于煎剂、浸酒、作散，成药入丸剂、片剂、胶囊等。

## 仙茅炖瘦肉

**原料：**猪瘦肉200克，仙茅15克，黄肉10克，生姜、盐适量。

**用法：**猪瘦肉加水焯3分钟，取出洗净，切成小块；仙茅、黄肉加水煎煮取汁，连煎两次，合并两次药汁代水。猪瘦肉连同生姜放锅中，加煎好的药汁，旺火煮开后改用小火炖煮1小时，放盐调味，食肉喝汤。

## 二仙煨狗肉

**原料：**狗肉2000克，淫羊藿、仙茅各50克，大蒜20瓣，大茴香、肉桂各10克，酱油、糖适量。

**用法：**将狗肉切成长方大块，放沸水中焯3分钟，取出洗净。把狗肉放砂锅中，加淫羊藿、仙茅，放大蒜、茴香、肉桂、糖、水和酱油，用旺火煮开改用小火煨炖熟透，装盘放凉。食前改刀，切成长片上碟，作冷盘食用。

**说明：**本方补肾温肾，助阳益火，肾寒宫冷、阳痿、早泄、性欲冷淡、不育不孕等，宜于食用。

## 软炸二仙黄鱼

**原料：**黄花鱼1尾，淫羊藿、仙茅各10克，巴戟天15克，面粉、食用油、盐适量。

**用法：**黄花鱼去鳞、鳃、内脏，洗净，切成小块。淫羊藿、仙茅、巴戟天加水煎煮成汤汁备用。把面粉、盐调入药液中成糊，再将黄鱼块蘸挂面糊，用温油炸熟食用。

## 二仙羊肾酒

**原料：**生羊肾2只，沙苑蒺藜120克，龙眼肉120克，淫羊藿120克，仙茅120克，薏苡仁120克，白酒20000毫升，冰糖适量。

**用法：**生羊肾剖开，去筋膜膻腥，洗净，烘干；沙苑蒺藜微炒过，淫羊藿用羊油拌炒一下；仙茅用糯米泔浸一夜，取出晾干；将羊肾、沙苑蒺藜、淫羊藿、仙茅、薏苡仁同放坛内，加酒密封21日，滤取酒分瓶盛装，每次饮服50毫升。

**说明：**羊肾，性温，味甘，功能益精补髓，主补肾气虚弱，《中国医学大辞典》称它能补肾壮阳，益精，善治虚损劳伤，肾虚精竭，下焦虚冷。

沙苑蒺藜、淫羊藿、仙茅，均为温肾壮阳之佳品，龙眼肉补养心脾，薏苡仁健脾利湿。

## 回春仙茅酒

**原料：**仙茅、淫羊藿、南五加皮各120克，白酒10升。

**用法：**上药加工成细粉，过筛取粉，用黄绢袋盛，放酒坛内，密封7日，取酒饮用。每日两次，早、晚各10~30毫升。

**说明：**《本草纲目》载有仙茅酒，配方用仙茅一味，浸酒服用。本配方加用了淫羊藿、五加皮，温肾壮阳、祛寒除湿功能得到加强，有助于防治阳痿滑精、腰膝冷痛、男子精寒，以及女子宫冷不孕、老年遗尿小便余沥。

## 宫廷神酒

**原料：**麻雀1只，鹿茸10克，红参、仙茅、丹参、蛇床子、韭菜子各15克，枸杞子20克，黄酒3000毫升。

**用法：**麻雀宰杀后，去肠杂，晾干；鹿茸、红参分别切成薄片，其他药物加工成粗末，用洁净纱布袋盛贮。将以上各物一并放坛内，加黄酒，封好口，放置15天，过滤得澄清液。每日早晚各1次，一次15毫升。

**识药心得** 仙茅补命门而兴阳道，可治疗肾阳不足、命门火衰，阳痿精寒，取仙茅与金樱子根、金樱子果实一并炖肉吃，治疗阳痿、耳鸣。仙茅温阳，可治疗老年阳气虚弱，尿频、遗尿、小便频数。仙茅30克，泡酒服，治疗老年遗尿。仙茅除寒湿而暖腰膝，可治疗腰膝酸软，筋骨痿痹，手足冷痛。

# 二十六、狗脊

狗脊为蚌壳蕨科植物金毛狗脊的干燥根茎。它性温，味苦、甘；归肝、肾经。功能补肝肾，强腰脊，祛风湿，多用于腰膝酸软、下肢无力、风湿痹痛、遗精带浊。狗脊补肝肾而强筋骨，治腰脊酸痛，与杜仲相近似；它兼能祛风湿，治寒湿痹痛，又与巴戟天相近似。但杜仲补益肝肾的作用较佳，兼能安胎；巴戟天则柔润而不燥，温散风湿的作用较差。

狗脊含蕨素、金粉蕨素等，并含鞣质类物质。100%狗脊注射液给小鼠腹腔注射30克/千克，对心肌摄取红细胞$^{86}$Rb$^+$无明显改变。如连续14天给20克/千克，心肌对红细胞86 Rb+的摄取可增加54%，有明显增加。

狗脊一次用量为6~12克，多用于煎剂、浸酒、作散、熬膏，成药入丸剂、胶囊等，居家可用作药膳的原料。

## 巴戟狗脊麻雀汤

**原料：**麻雀250克，巴戟天20克，狗脊40克，枣干20克，葱、蒜、生姜、花椒、黄酒、鸡蛋清、淀粉、盐、醋、芝麻油适量。

**用法：**麻雀去毛及内脏，洗净沥干；巴戟天、狗脊分别用水洗净，生姜去皮切片，红枣去核洗净。锅中放水，猛火煮沸滚，放入以上材料，用中火煲3小时，调好味食用。

## 狗脊杜仲温肾粥

**原料：**狗脊、杜仲各15克，山药、薏苡仁、粳米各60克，白糖适量。

**用法：**狗脊、杜仲加水煎煮取汁，以汁代水，用来煮山药、薏苡仁、粳米，粥成，放白糖调味食用。

## 狗脊温肾鸡

**原料：**母鸡约1500克重者1只，狗脊、淫羊藿、杜仲各15克，百合、芡实、薏苡仁各50克，糯米60克，香菇、干贝、莲子各10克，熟火腿肉18克，生姜末、盐、黄酒、熟猪油、芝麻油、胡椒粉适量。

**用法：**宰鸡，去毛杂、内脏及头爪，出骨，用黄酒、盐、生姜末腌渍30分钟；狗脊、淫羊藿、杜仲加水煎煮取汁。莲子去心，连同糯米、百合、薏苡仁、芡实加水浸泡1小时，洗净，放碗中上笼蒸熟；香菇加水浸发，火腿肉用温水洗过，均切成细粒。把糯米、百合、薏苡仁、芡实、莲子、香菇、火腿肉加猪油、盐、胡椒粉拌匀，装鸡腹内，开口处用竹签封严，盛于盆内，加煎好的药汁，上笼蒸2小时，取出，沥干水，晾冷，用细竹签在鸡胸部、鸡腿部戳几个气眼。把锅置旺火上，下猪油烧至六成热，放鸡炸至呈淡黄色，捞出，抽出竹签，在鸡脯上均匀地用刀划成3厘米左右长的斜方刀口，装盘。另取芝麻油烧热，淋在鸡脯刀口处，佐餐食用。

## 狗脊狗肉汤

**原料：**狗脊15克，金樱子15克，枸杞子15克，狗肉200克，黄酒、盐适量。

**用法：**把狗脊、金樱子、枸杞子一同放锅中，狗肉切小块也一并入锅，放酒，加足量水。先用武火上烧沸，打去浮沫，改用文火炖煮至狗肉熟烂，弃狗脊、金樱子，放盐调好味。吃肉喝汤，每日1次，每次1小碗，冬令尤宜多吃。

**说明：**本膳有补肾精、助肾阳、祛风湿、强腰膝的作用，痹证日久，关节疼痛，甚则僵硬、变形，喜温怕冷，口淡不渴，腰膝酸软，头晕耳鸣者，宜于食用。

## 地仙酒

**原料：**狗脊、天南星、白附子、覆盆子、菟丝子、赤小豆、骨碎补、何首乌、防风、草薢、羌活各30克，肉苁蓉、炮附子、羊膝、川椒各35克，白术、茯苓各10克，炙川乌、炙甘草各6克，地龙、木鳖子、人参、黄芪各20克，白酒3000毫升。

**用法：**上药加工成粉末，用纱布包裹；放入酒中浸泡60余天，过滤，去渣备用。每日1次，一次5~10毫升。

**说明：**本酒配方出自《寿亲养老新书》，功能益气健脾，补肾温阳，壮筋骨，活经络，适宜于调治五劳七伤，肾气衰败，精神耗散，行步艰难，饮食无味，耳聋眼花，皮肤枯燥；妇人宫冷无子，下部秽恶，肠风痔漏，吐血泻血，诸风诸气。注意：掌握好用量，一次不能超过15毫升。

## 首乌枸脊酒

**原料：** 制何首乌、枸杞子、狗脊、熟地黄各120克，当归、黄精各60克，白酒5000毫升。

**用法：** 将上药捣成粗末，用洁净纱布袋盛之，与白酒一并放洁净坛中，加盖，再将酒坛放锅中，隔水加热约1小时，取出候冷，埋土中，5日后破土取出，开封，去掉药袋，过滤后装瓶备用。每日2次，一次30毫升。

**识药心得**

狗脊补肝肾而强筋骨的功效，与杜仲相近似，用于肝肾不足、腰膝酸痛、足软无力。狗脊、远志、茯神、当归等分，加工成粉末，用炼蜜和丸，用酒送服，固精强骨。

狗脊能温散风湿而利痹，对肝肾不足而又感风湿之邪的腰背酸痛，常与桂枝、秦艽、海风藤、牛膝等配伍应用。金毛狗脊、马鞭草、杜仲、续断、威灵仙、牛膝等浸酒服，治疗风湿骨痛，腰膝无力。

狗脊还可用于遗精带浊。白蔹丸用白蔹、鹿茸、金毛狗脊研粉，用艾煎醋汁，打糯米糊做丸，用温酒送服，治疗室女冲任虚寒，带下纯白。金毛狗脊配合木瓜、五加皮、杜仲等煎服，治疗腰痛及小便过多。

# 二十七、锁阳

锁阳是锁阳科寄生草本植物锁阳的肉质茎。它性温，味甘；归肝、肾经。功能补肾壮阳益精，润燥滑肠，多用于阳痿、腰膝萎弱、女子不孕，以及尿血、血枯便秘。

锁阳含有三萜皂苷、花色苷、鞣质等。其水煎剂可提高阳虚小鼠血液中糖皮质激素的浓度，且恢复至正常水平。锁阳醇提物口服，有促肾上腺分泌功能及肾上腺皮质样作用，亦有促性成熟作用。锁阳醇提取物给阳虚小鼠灌胃，可以恢复吞噬鸡红细胞的能力，提高阳虚小鼠的脾脏淋巴细胞转化功能；锁阳醇提取物给正常雄性小鼠灌胃，可增加小鼠脾脏溶血空斑形成细胞数。锁阳水提取液对阳虚及正常小鼠的细胞免疫功能无明显的影响，但对体液免疫有明显的促进作用。锁阳还有通便作用。

锁阳一次用量为7.5~15克，多用于煎剂、浸酒、作散、熬膏，成药入丸剂、片剂、胶囊等，居家可用作粥饭、药膳的原料。

## 红枣锁阳煨猪肘

**原料：** 猪肘500克，红枣30克，锁阳15克，白豆蔻5克，冰糖60克。

**用法：** 将猪肘洗净，放入沸水中汆一下，捞出；白豆蔻拍破，连同锁阳用干净纱布包好。将猪肘放砂锅中，加水足量，用旺火烧沸，打去浮沫。另将冰糖放锅中烧成深黄色糖汁，连同红枣、药包入锅，烧煮1分钟后改用小火煨2小时，待猪肘熟烂时，拣去药包不用，吃猪肘喝汤。

## 羊肾巴戟锁阳汤

**原料：** 羊肾6只，锁阳、淫羊藿各15克，巴戟天30克，生姜6克，精盐、黄酒各适量。

**用法：** 将羊肾洗净去筋膜、臊腺，巴戟天、新鲜锁阳、淫羊藿、生姜洗净后与羊肾一同放沙锅中，加适量清水，用大火煮沸后转用小火炖2小时，加精盐和黄酒调味既成。

## 强身鸡肉汤

**原料：** 锁阳、枸杞子各15克，炙甘草5克，净鸡肉250克，葱、生姜、食盐各适量。

**用法：** 锁阳、枸杞子、甘草加水煎煮取汁，鸡肉放沸水中焯3分钟。把鸡放锅中，加药汁，放葱段、生姜片、食盐，用小火炖2小时，调好味食用。

## 锁阳苁蓉膏

**原料：** 锁阳250克，肉苁蓉250克，鹿角胶250克，黄酒250克，冰糖250克。

**用法：**锁阳、肉苁蓉加水煎取浓汁，鹿角胶用黄酒化开，冰糖用凉开水化开。把药汁放锅中，加鹿角胶、冰糖水，用小火熬，边熬边搅动，至黏稠盛起装瓶。每日2次，每次吃1匙，开水化服。

## 锁阳胡桃粥

**原料：**锁阳、核桃仁各15克，粳米100克。

**用法：**锁阳加水煎煮，取汁代水；核桃仁捣烂，与粳米一并放锅中，加药汁，煮粥食用。

## 三仙酒

**原料：**锁阳30克，桑椹、蜂蜜各60克，白酒1000毫升。

**用法：**将桑椹捣烂，锁阳捣碎，两药一起倒入干净的器皿中，倒入白酒浸泡，密封；一周后开封，去渣取酒。将蜂蜜炼过，倒入药酒中，拌匀，贮入瓶中，即可饮用。每日2次，一次10~20毫升。

识药心得

　　锁阳甘温体润，能益精兴阳，养筋起痿，治疗肾虚阳痿，腰膝无力。锁阳丹用锁阳、桑螵蛸、龙骨、茯苓，治疗脱精滑泄。锁阳25克，党参、山药各20克，覆盆子15克，水煎服，治疗阳痿、早泄。

　　用于便秘：锁阳体润滑肠，有润燥通便之功，可治疗虚火便秘。锁阳加水煎浓汁，熬膏，炼蜜收贮，于早、中、晚食前，用热酒化服，用于阳弱精虚，阴衰血竭，大肠燥涸，便秘不运。锁阳、肉苁蓉各500克，蜂蜜250克，熬膏，一次1~2匙，每日2次，开水冲服，适宜于治疗肾阳不足，筋骨痿软，肠燥便秘。也可用锁阳、桑椹各15克，煎汁浓缩，加蜜30克，分2次服，治疗老人便秘。

　　用于女子不孕等杂病：锁阳25克，沙枣树皮15克，水煎服，治疗白带；锁阳配合木通、车前子、甘草、五味子、大枣，水煎服，治疗2度子宫下垂。锁阳配合忍冬藤、白茅根水煎服，治疗尿路感染尿血。

用于消化不良：锁阳25克，水煎服，治疗消化不良。锁阳、珠芽蓼各15克，水煎服，治疗胃溃疡。

用于心脏保健：锁阳用猪油煎炸后，冲茶服用；或用锁阳、枸杞子，水煎服，治疗心脏病，小便不利。

# 二十八、沙苑蒺藜

沙苑蒺藜为豆科植物扁茎黄芪的干燥成熟种子，又叫沙苑子。它性温，味甘；归肝、肾经。功能温补肝肾，固精，缩尿，明目，多用于肾虚腰痛，遗精早泄，白浊带下，小便余沥，眩晕、神疲。

大荔县沙苑地区所产的蒺藜子是我国著名的药物土产之一。据唐代《元和志》记载：沙苑蒺藜子在唐朝时已成为贡品。宋朝以后的历代本草都有收载。《大荔县志》中记述："药品中荔邑称善者，蒺藜固著名天下。""味甘、性温，能补益肝肾，固精明目，适宜于治疗肝肾虚、头晕、目涩、腰膝酸痛、遗精、早泄、遗尿等症"。此物为药为茶，明目补肾，久服者自知。

沙苑蒺藜的一次用量为9~15克。它在传统的丸、散、膏、丹里用得较为普遍，现代多用于煎剂、浸酒、作散、熬膏，成药入丸剂、片剂、冲剂、胶囊等，居家可用作茶饮、粥饭、药膳的原料。

## 沙苑蒺藜炖鲤鱼

**原料：**鲤鱼500克，沙苑子、肉从蓉、生姜各25克，巴戟天15克，枸杞子10克，盐适量。

**用法：**将雄鲤鱼剖肚去脏，注意保留鲤鱼鳔（即雄性精子，为囊形白色浆状物），洗净后，加以上中药及清水2大碗，共炖熟，弃药渣，放盐稍煮即可，吃肉喝汤。

## 沙苑子豆腐

**原料：**瘦猪肉50克，沙苑子、女贞子各10克，豆腐100克，胡萝卜、香菇、食盐、葱、酱油、淀粉、胡椒粉适量。

**用法：**沙苑子用布包住击碎，和女贞子共煎取药汁半碗。猪肉洗净后剁碎，先在锅内炒一遍，并放酱油调味，盛碗备用。胡萝卜切丝，香菇泡软切丝。锅内放油，用中火熬热，将豆腐下锅，并将其全部压烂，改用大火，将猪肉、胡萝卜、香菇等一同加，兑入煎好的药汁，再加食盐、酱油、酒等调味，用淀粉勾芡，加葱花、胡椒粉，佐餐食用。

## 沙苑猪肝汤

**原料：**猪肝300克，沙苑蒺藜30克，枸杞子10克，白菜、鸡蛋、猪油（炼制）各50克，淀粉、黄酒、姜、大葱、盐、胡椒粉适量。

**用法：**猪肝洗净片去筋膜，切成薄片；生姜洗净切成薄片，葱洗净切成葱花，枸杞子用温水洗净，白菜取叶洗净待用；鸡蛋去黄留清，与豆粉调成蛋清豆粉；沙苑子用清水煎煮两次，一次15分钟，共收药液100毫升；猪肝用精盐、蛋清、豆粉浆好。炒锅置旺火上，放入猪油，注入肉汤1000克，下药液、生姜片、黄酒、精盐、胡椒粉，煮沸后下肝片，再烧至微沸，用筷子将猪肝拨开，放入枸杞子、白菜煮2分钟，加葱花，装盆食用。

## 沙苑子粥

**原料：**沙苑子10~20克，粳米100克。

**用法：**将粳米洗净，放锅中，加水；再将沙苑子洗净，装纱布袋内，扎紧袋口，把药包放砂锅中，共煮至米熟烂，弃药包后食用。

## 沙苑子茶

**原料：**沙苑蒺藜、枸杞子各10克。

**用法：**将沙苑子捣碎，与枸杞子一并放杯中，冲入沸水闷泡10分钟后饮用，边饮边加开水，至味淡为止。

## 五味沙苑酒

**原料：** 枸杞子、菊花各60克，山茱萸、沙苑子、生地各30克，白酒1500毫升。

**用法：** 将上述药材研碎，装入纱布袋内，放入干净的器皿中；倒入白酒浸泡，密封；7日后开启，去药袋，澄清后饮用。每日2次，一次10~20毫升。

**识药心得**

用于肾虚阳痿，遗精早泄，小便频数，耳鸣，肾虚腰痛及带下：沙苑蒺藜功效与菟丝子相近，适宜于治疗病症亦属相似，二药多同用。与龙骨、牡蛎、芡实、莲须等药配伍，多用于固肾涩精。沙苑子加水煎服，治疗肾虚腰疼。

用于肝肾不足，眼目昏花：沙苑蒺藜用于肝肾不足，眼目昏花，可与菟丝子、枸杞子、女贞子等配伍。沙苑子、茺蔚子、青葙子共研成粉末，开水冲服，治疗目昏不明。

# 二十九、冬虫夏草

冬虫夏草为肉座菌科植物冬虫夏草菌寄生于蝙蝠蛾科昆虫绿蝙蝠蛾幼虫体上的子座与幼虫尸体。它性温，味甘；归肺、肾经。功能滋肺补肾，止血化痰，多用于痰饮喘嗽、虚喘、痨嗽、咯血、自汗盗汗、阳痿遗精、腰膝酸痛，以及病后久虚不复。

冬虫夏草含有氨基酸类、环肽类、核苷类等，它有保护肾脏、改善心功能、增强免疫功能等药理作用，具有抗癌和免疫促进活性。

（1）保护肾脏：冬虫夏草有对抗氨基糖苷类药物引起的肾脏急性毒性损害作用，起到保护肾脏的效果。

（2）改善心功能：虫草及虫草的水提取液在离体兔心和离体豚鼠心脏的灌流实验中，可使心率减慢，心输出量和冠脉流量增加。能增强心肌搏动，增加冠状动脉血流量，降低外周血管阻力。

（3）增强免疫功能：虫草、虫草菌浸剂可明显增加小鼠脾脏的重量，并拮抗强的松龙与环磷酰胺引起的脾脏重量减轻，增强非特异性免疫。并能抑制细胞免疫功能。

（4）改善消化系统功能：冬虫夏草能促进消化道黏膜损伤的修复，有助于上消化道出血和慢性萎缩性胃炎。虫草菌丝对慢性肝炎，肝炎后肝硬化异常的免疫功能也有良好的调节作用。并能增强呼吸系统功能，有扩张支气管、祛痰平喘作用。

（5）抗衰老、抗肿瘤、抗疲劳作用；虫草对肿瘤细胞有显著抑制作用，尤其对肺癌的原发灶和自发性肺转移均有显著抑制作用。它含有多种氨基酸，为人体有营养的强壮剂，能增强机体的工作能力，消除疲劳，改善睡眠状况，通过脊髓神经选择性的提高碳水化合物的代谢，促进胃肠道蠕动和消化液分泌，从而增进食欲，改善营养不良及蛋白代谢障碍，加强糖代谢和三羧循环的代谢；还具有显著的促生血作用；同时能提高神经系统功能；还有催眠、抗惊厥、调节机体代谢、调节血糖、降血脂、调节内分泌功能和抗菌消炎等作用。

冬虫夏草的一次用量为3~9克，多用于煎剂、浸酒、作散、熬膏，成药入丸剂、冲剂、口服液等，居家可用作茶饮、甜点、药膳的原料。

## 虫草山药炖猪骨

**原料：**肉骨头500克，冬虫夏草5克，怀山药50克，黄酒、盐适量。

**用法：**将肉骨头剁作块，放沸水中焯去血水，洗净，放锅中，加怀山药、洗净的冬虫夏草，并放黄酒、清汤，用文火炖2~3小时，加食盐调味，佐餐食用。

## 虫草沙参龟肉煲

**原料：**乌龟1只，冬虫夏草10克，鲜北沙参60克，生姜、盐适量。

**用法：**冬虫夏草用清水洗净；鲜北沙参洗净，切成薄片；乌龟剖开，去内脏洗净。将冬虫夏草、北沙参与乌龟同放瓦罐中，放生姜，加水适量，用文火煲1小时，至龟肉熟烂，弃生姜，加食盐调味，吃龟肉喝汤，冬虫夏草、北沙参一并吃下。

## 虫草炖鸭

**原料：** 约750克重老鸭1只，冬虫夏草30克，生姜、葱、盐、胡椒粉、黄酒适量。

**用法：** 老鸭宰杀后去毛，剖腹去内脏，洗净，在开水锅中焯片刻后，捞起沥干；冬虫夏草用温水洗净，备用；用竹签从鸭腹部内斜插进去，使其成一个个深约一厘米的小孔，将虫草粗的一端（即头部）插进鸭腹小孔中，尾部留在外面。将鸭腹部向下，放砂锅中，加生姜、葱、盐、胡椒粉、黄酒调好味，盖好炖3小时，至鸭肉熟烂，食肉饮汤，分次佐餐服用。

**说明：** 名医张菊人在《菊人医话》一书中谈到，他朋友的夫人因生育过多，营养欠佳，身体羸弱，面色无华，头目眩晕，食用虫草炖鸭，半年后再与之相逢，只见面色红润，形体丰满，竟然判若两人。

## 虫草麦冬肉汤

**原料：** 猪瘦肉100克，冬虫夏草、麦冬、沙参各9克，盐适量。

**用法：** 将猪瘦肉洗净切块，与冬虫夏草、麦冬、沙参一并放锅中，用文火煨汤，放盐调味，食肉喝汤，佐餐食用。

## 虫草银耳汤

**原料：** 冬虫夏草12克，银耳15克，冰糖或白糖30克。

**用法：** 将虫草洗净；银耳拣去杂质洗净，加冷水浸泡2小时，连同浸液一起倒沙锅中。放入冬虫夏草和冰糖，用文火炖2~3小时至浓稠，即可食用。

## 虫草润咽茶

**原料：** 冬虫夏草3克，甘草5克，玉竹、麦冬各10克，北沙参15克。

**用法：** 冬虫夏草用清水洗净，合其他药物一并放砂锅中，加水浸1小时后，煎取汁，连煎2次，合并2次煎汁，每日1剂，分次代茶饮用。

冬虫夏草补肺，止血化痰，已劳嗽，可治疗痰饮喘嗽，虚喘，痨嗽，咯血，自汗盗汗。《现代实用中药》介绍，适宜于肺结核，老人衰弱之慢性咳嗽气喘、吐血、盗汗、自汗。

冬虫夏草补肾，以酒浸数枚冬虫夏草食之，能益肾治疗腰膝酸痛。冬虫夏草15克，炖肉或炖鸡食用，治疗贫血、阳痿、遗精。

冬虫夏草甘温补养，能治劳损不足。冬虫夏草与老鸭同煮，病后调养及虚损不足者食之，吃鸭一只可抵人参一两。冬虫夏草三五枚，老雄鸭一只，去肚杂，将鸭头劈开，纳药于中，仍以线扎好，酱油、酒，如常蒸烂食之，治病后虚损。冬虫夏草15克，配老雄鸭蒸熟食用，治疗虚喘。

《文房肆考》载：孔裕堂，桐乡乌镇人，述其弟患怯（虚损病一类），汗大泄，虽盛暑，处密室帐中犹畏风甚，病三年，医药不效，症在不起，适有戚自川解组归，遗以夏草冬虫三斤，遂日和荤蔬作肴炖食，渐至痊愈。因信此物之保肺气，实腠理，确有证验。嗣后用之俱奏效。

# 三十、蛤蚧

蛤蚧为壁虎科动物蛤蚧除去内脏的干燥全体。它性温，味咸；入肺、肾二经。功能补肺益肾、助阳、止咳定喘，多用于虚劳、喘咳、肺萎、咯血、消渴、阳痿、遗精、小便淋沥、小便频数、闭经等。

蛤蚧含有肌肽、胆碱、卡尼汀、鸟嘌呤、蛋白质、脂肪等。它有着抗应激作用、抗炎作用、免疫增强作用、平喘作用、激素样作用和延缓衰老作用等。

蛤蚧乙醇提取物可使实验动物的前列腺、精囊、子宫、卵巢增重，并可使阴道口开放时间提前，表明蛤蚧具有雄、雌两种性激素样作用。蛤蚧尾的性激素样作用较强。

蛤蚧党参膏有促进动物生长发育，显著增加实验动物的红细胞、血红蛋白的含量，提高耐高温和耐寒能力，延长小鼠的缺氧存活时间。其作用原理，可能与抗氧化作用、对蛋白质和核酸合成过程的影响及对中枢神经系统、垂体肾上腺皮质功能的增强和调节作用有关。

许多研究资料表明，蛤蚧能调节性功能和兴奋造血器官，使造血器官功能旺盛，确有增强人体抵抗力，保健强身，延缓衰老的功效。蛤蚧配党参熬制的蛤蚧党参膏，具有补中益气、健脾胃、补肺肾、益精助阳、止咳定喘的作用功效。以蛤蚧、人参为主要原料制成的人参蛤蚧散，常用作补肺益肾，治疗虚性咳喘。

蛤蚧一次用量为3~6克，服用方法可以采取煎取汁服、研粉吞服、入丸服用等，也可浸酒或熬膏服用。以蛤蚧为主要原料烹制的药膳，多用于支气哮喘、肺气肿、支气管扩张、多发性神经炎等。

## 蛤蚧煲胎盘

**原料：**胎盘1个，猪瘦肉100克，蛤蚧1只，新鲜鱼腥草100克，北杏仁10粒，盐适量。

**用法：**蛤蚧加水浸半天；胎盘加水浸24小时，中间换水2次，洗净，切成小块；鱼腥草洗净；北杏仁加水浸1小时；猪瘦肉用温水洗净，切成小块。将各味一并放锅中，用小火煲3小时，加盐调味，佐餐食用。

## 独圣饼子

**原料：**红参6克，蛤蚧1对，蜂蜜200克。

**用法：**红参及蛤蚧分别加工成粉末，过筛取粉；蜂蜜放锅中煮沸，滤去渣备用；蜂蜜与药粉拌和，做成6个小饼子。每日1次，每次取1饼，嚼食，用米饮汤送下。

## 蛤蚧糯米团

**原料：**蛤蚧1具，糯米200克，白糖适量。

**用法：**糯米焙干，加工成粉末，过筛取粉；蛤蚧焙干，加工成粉末，过筛取粉。将糯米粉与蛤蚧粉混匀，加水适量，放糖，共揉为面团，上笼蒸熟食用。

# 人参蛤蚧粥

**原料：**红参10克，蛤蚧1对，红枣5枚，生姜15克，粳米100克。

**用法：**红参、蛤蚧加工成粉末，过筛取粉，分成10份；红枣洗净，加水浸半天；生姜洗净，切成薄片。粳米洗过，加红枣、生姜，并加水足量，炖煮成粥，粥将熟时，加一份红参、蛤蚧粉，稍煮即可食用。

# 壮阳酒

**原料：**肉苁蓉40克，枸杞子、狗脊、菟丝子、山茱萸、人参各20克，当归15克，蛤蚧尾1对，海狗肾2个，白酒1000毫升。

**用法：**将上述各药共加工成研粗末，加白酒入容器内，密封浸泡7天后服用。每日3次，每次10毫升。

识药心得

　　蛤蚧是医家推崇的补益佳品，《本草纲目》认为蛤蚧具有补肺气、益精血、止咳定喘、助阳等功效，能治疗肺痈、消渴等症。李时珍曾将蛤蚧与人参、羊肉的补益功用相提并论，说它补肺气，定喘止渴，功同人参；益阴血，助精扶赢，功同羊肉。

　　以蛤蚧为原料研制的蛤蚧酒，色碧绿晶莹，味香独特。以蛤蚧为主要原料精制的蛤蚧精，具有生精补血、补肝肾、强筋骨、健脾暖胃的作用，滋而不腻，温而不燥，适用于气血亏虚，体质虚弱，精神不振、阳痿、遗精、健忘、失眠者可服用。蛤蚧配党参熬制的蛤蚧党参膏，具有补中益气、健脾胃、补肺肾、益精助阳、止咳定喘的作用功效，常服之能兴奋造血功能，提高抵抗力，对肺肾气虚者效果尤佳。

# 三十一、核桃仁

核桃仁为胡桃植物胡桃的种仁。它性温，味甘；归肾、肺、大肠经。功能补肾固精，温肺止咳，润肠通便，多用于肾虚喘咳、腰痛脚软、阳痿、遗精、耳鸣、尿频、带下、大便燥结、石淋及疮疡瘰疬。《医学衷中参西录》说，核桃仁为滋补肝肾、强健筋骨之要药，善治腰疼、腿痛、一切筋骨疼痛，为其能补肾，故能治下焦虚寒、小便频数、砂淋等症。

核桃仁含有脂肪酸达58%~74%，同时还还有蛋白质、糖类、钙、磷、铁、维生素A、维生素$B_1$、维生素$B_2$、维生素C、维生素E、磷脂、锌、镁等元素。其中脂肪酸的主要成分为不饱和脂肪酸。

核桃仁有增加血清白蛋白的作用，给实验动物饲以含核桃油的混合脂肪食物，可使其体重较快增加。它所含的锌、镁等元素具有调节体内新陈代谢，延缓机体衰老过程等作用；维生素A、维生素C、维生素E有抗氧化作用。它还有平喘、镇咳作用。动物试验证明核桃仁有镇咳作用。它可减少胆固醇在肠道的吸收，促进胆固醇在肝内降解，随胆汁排出体外。给犬喂食含核桃油的混合脂肪饮食，可使其体重增加很快，并能使血清白蛋白增加，而血胆固醇水平之升高较慢，它可能影响胆固醇的体内合成及其氧化、排泄。并且，它有助于治疗尿路结石。

核桃仁一次用量为6~9克。它多用于煎剂、浸酒、作散、熬膏，成药入丸剂、糖浆等，居家可用作甜点、粥饭、药膳的原料。

## 核桃肉鸡丁

**原料：**鸡肉750克，虾仁100克，核桃仁90克，韭菜250克，猪油、黄酒、鸡蛋清、鸡汤、湿淀粉、白糖、盐、胡椒粉、芝麻油各适量。

**用法：**鸡肉洗净剁作丁，用盐、黄酒、胡椒粉、鸡蛋清、湿淀粉调拌一下；核桃仁用开水稍泡一下，剥去皮，放油锅中炸透；韭菜洗净，切作段；将盐、白糖、胡椒粉、鸡汤、麻油兑成汁。炒锅烧热，放猪油烧至七成热时，入鸡丁滑透，捞出沥去油；另起油锅，下韭菜段稍煸炒后，下虾仁，再下鸡丁，接着倒入兑好的汁，再加核桃仁炒匀，佐餐食用。

# 人参核桃肉汤

**原料：** 红参6克，核桃仁30克。

**用法：** 将红参蒸软后切作薄片，核桃仁捣碎，两物同放碗中，加生姜2片，放冰糖及水适量，隔水炖煮至核桃仁酥软，一次吃下。每日1剂，于空腹时作点心食用。

**说明：** 本方出自《普济方》。李时珍《本草纲目》有核桃仁与生姜同服治疗痰喘的记载，本方有人参，益气温肺、定喘止咳作用更强，可用于治疗支气管哮喘发作日久，肺肾两虚，喘促短气，少气懒言，肢冷畏寒，腰膝酸软。

# 炸桃腰

**原料：** 猪腰5个，核桃仁60克，生姜、葱、黄酒、精盐、芝麻油适量。

**用法：** 核桃仁用开水浸泡一下，剥去皮，洗净沥干，下油锅中炸酥；猪腰对剖开，挖去腰臊，浸水中1~2小时，洗净，划成十字花绮，每个腰切成2个正方形小块。把腰块放碗中，加黄酒、精盐、生姜片及葱，拌匀，浸渍入味后，沥干水。起油锅，用中火将油灯笼至八成热，将腰块在蛋清中拌几下后下油锅炸至淡黄色；核桃仁在蛋清中拌几下后下油锅炒几下倒出，再放回炸过的猪腰，炸至金黄色，入核桃仁，淋上麻油，翻炒几下，盛盘中，糖醋生菜放盘的两端，佐餐食用。

# 姜末核桃羹

**原料：** 生姜30克，核桃仁50克，冰糖30克。

**用法：** 生姜洗净，剁成茸；核桃仁放锅中，加淡盐水炒过，研碎备用；将生姜茸、核桃仁一并放碗中，加化开的冰糖水，隔水炖30分钟。嚼食生姜、核桃仁，于临睡前服用。

## 核桃粥

**原料：** 核桃仁30克，杜仲10克，小茴香6克，粳米50克。

**用法：** 将核桃仁去外皮，捣碎；杜仲与小茴香一起放锅中，加水煎煮20分钟，倒出药液，并用纱布过滤，药渣弃去。粳米用水淘洗干净，放锅中，加药汁及适量水，用武火烧沸，再改用文火熬煮，粥将成时加核桃仁及红糖煮一二沸即可。

**说明：** 本粥在《养生随笔》中有介绍，有补肝肾、壮筋骨的作用，适宜于调治肾虚腰痛，痛而酸软，腰膝无力，遇劳加剧，卧则减轻，反复发作。

## 核桃牛乳饮

**原料：** 核桃仁30克，黑芝麻20克，牛乳、豆浆各180克，冰糖适量。

**用法：** 核桃仁、黑芝麻洗净，用温水浸胀，研磨成浆糊。将牛乳、豆浆与核桃、芝麻糊混合，兑入化开的冰糖水，同放锅内，加热煮沸，分早晚2次饮用。

## 山楂核桃蜜浆

**原料：** 核桃仁30克，山楂30克，蜂蜜适量。

**用法：** 核桃仁加水浸泡后，研磨成浆，备用。山楂加水煮熟过滤，去渣取汁，倒入锅中，加蜂蜜搅拌，再缓缓倒入核桃浆，煮开，一次饮用。

识药心得

核桃仁补肾纳气，敛肺定喘，兼可温肺，可治疗肺肾不足之虚寒咳喘。对于久病年老体弱，反复频繁发作，病由肺深及肾，病症表现为喘促日久、形瘦神疲、气短不足以息、动则喘息尤甚、心慌汗出病症有效。验方：治支气管哮喘，核桃仁1个，生姜1片，放入口中细嚼后咽食，每日早晚各1次。

　　用于便秘：核桃仁质润，适宜于老年体弱或病后津液不足便秘。年老或病后，多精血不足，下焦阴弱，六腑之气不利；产后及崩漏后，各种原因的出血出汗，热病之后津血亏耗，痈疽病后津伤，胃中蕴热，津液亡失，都会发生便秘。这类便秘多表现为大便干燥秘结，排便困难，形体消瘦，咽干少津，面色不泽，心悸头晕，唇甲淡白，舌淡或舌红少津，脉细或细数无力。核桃仁能入大肠经，质润可滋肠，味甘滋阴血，有一定的治疗作用。

　　用于胁痛：核桃仁30克，放砂锅中，加水酒各一半，煎取汁服下，每日1剂，水煎2次，分2次服用，核桃仁一并吃下，适宜于治疗胁痛。

　　用于结石：治石淋痛楚，便中有石子者，取核桃仁1升，细米煮浆粥1升，相和顿服。

# 三十二、石斛

　　石斛为兰科植物石斛的茎。它性微寒，味甘；归胃、肾经。功能养胃生津，滋阴除热，多用于热病伤津，舌干口渴；阴虚津亏，虚热不退；肝阴不足，视力减退；肾阴亏损，腰膝软弱。

　　石斛含有生物碱、黏液质、淀粉等。它具有提高机体的非特异性免疫功能以及拮抗环磷酰胺的免疫抑制作用，并使巨噬细胞的吞噬功能恢复到正常水平。有实验显示，石斛复方制剂与西洋参类似，均能提高总的细胞免疫功能，尤其在非特异性的抗原ConA刺激下，显示了较西洋参更为有效地提高细胞免疫功能。经验证明，坚持长期小剂量地服用石斛，能使体质增强，说明其是一种前景可喜的中药免疫增强剂。

　　石斛能延长雌雄果蝇寿命，尤其对雄性果蝇作用显著，说明它具有延缓衰老的作用。它能抑制肿瘤，具有抗癌的作用，能使化放疗中的癌症患者降低的外周白细胞回升至正常。临床实践证明，石斛用于癌症的辅助治疗，能改善肿瘤患者的症状，减轻化放疗引起的副作用，提高免疫功能，提高生存质量，延长生存时间。并且，它还能明显改善头颈部放疗后的口干症状，保护其唾液腺的分泌功能。

石斛多在复方中应用，加水煎煮服用。石斛与西洋参组方开发而成的铁皮枫斗精，是养阴佳品，近年又有铁皮枫斗软胶囊、铁皮枫斗含片应市。

石斛一次用量为6~12克，鲜者可用15~30克。它在传统的丸、散、膏、丹里用得十分普遍，现代多用于煎剂、作散、浸酒、熬膏，成药有丸剂、片剂、冲剂、胶囊、口服液等，居家可用作茶饮、甜点、粥饭、药膳的原料。以石斛为主要原料烹制的药膳，多用于病毒性心肌炎、风湿热、慢性胃炎、慢性肝炎、糖尿病、流行性结膜炎、慢性咽喉炎等。注意：石斛的有效成分不易煎出，水煎时鲜品宜切成小段，拍松后入煎；干品宜水浸透后煎2小时以上。

## 人参铁皮鸽子煲

**用料：**鸽子1只，人参1支（根据食用人数选3克、5克、10克重者，园参即可，也可用林下参），鲜铁皮石斛一人15克的量，枸杞子一人10克的量，陈皮10克，黄酒、盐适量。

**用法：**宰鸽子，去毛及内脏，洗净，放沸水中焯1分钟，洗净血水；人参加水浸软，切成小段或片，所浸的水一并备用；鲜铁皮石斛洗净，切成段，用刀背拍松；陈皮、枸杞子分别洗一下，备用。将鸽子、人参、鲜铁皮石斛一并放煲锅中，加水满过鸽子，放黄酒、盐，盖好煲3小时，放枸杞子、陈皮再煮5分钟，佐餐食用。

**说明：**本膳系施仁潮经验方。方中鸽肉滋肾益气，鲜铁皮石斛养阴，人参补气，枸杞子益精，各种药食互相配合，有益气养阴、补虚健身的作用。少量的陈皮能调味，更能理气和胃。本膳无药味之苦，而有人参、陈皮的香味，鸽肉、鲜铁皮、枸杞子的软糯，可作宴食菜肴。

## 石斛玉竹老鸭煲

**原料：**老鸭约750克重者1只，嫩笋干150克，鲜铁皮石斛一人15克的量，玉竹一人10克的量，生姜、食盐适量。

**用法：**宰鸭，去毛及内杂，用温水洗净，放沸水锅中煮5分钟，用凉水洗净；鲜铁皮石斛洗净，切成段，用刀背拍松；嫩笋干加水浸洗净。把鸭、笋干及鲜铁皮石斛、玉竹同放锅中，放生姜，加水足量，用文火煲2小时，放盐，再煮3分钟，佐餐食用。

**说明**：鲜铁皮石斛和玉竹都有养胃生津、清热养阴的药效，老鸭也有养阴功用，笋干是味道鲜美的佳蔬，与老鸭煲煮，会吸取其中的脂质，使鸭肉吃起来不油腻。本膳中的玉竹润燥补虚，古人用于去面黑美容，近代用于强心防治心脏病，它有降压、降血糖的作用，高血压、高血糖者可多吃。

## 石斛洋参乌鸡汤

**原料**：乌鸡1只，鲜铁皮石斛30克，山楂15克，西洋参30克，生姜、葱、黄酒、盐、鸡精适量。

**用法**：宰乌鸡，去毛及内杂，洗净，斩成小块，放烧开的锅中煮2分钟，捞出用清水洗一下；鲜铁皮石斛洗净，切成段，用刀背拍松；山楂加水洗过后用。把乌鸡放瓦煲中，再放入铁皮石斛、西洋参、山楂，加生姜片、葱段、黄酒，并加适量清水，盖好。用大火煮沸后改用小火煲2小时，加盐、鸡精调味食用。

## 铁皮石斛蔗浆饮

**原料**：鲜铁皮石斛15克，甘蔗适量。

**用法**：把新鲜铁皮石斛洗净，切成段；甘蔗削去皮，切成小段。石斛、甘蔗一并放榨汁机中，加适量凉开水，榨取汁，过滤后饮用。

**说明**：鲜铁皮石斛养阴润燥，益胃生津；甘蔗清热生津，养阴止渴。甘蔗甜味较重，与石斛同用，使榨成的汁有很好的口感。喝酒易伤阴津伤肝，病后多阴虚，许多病症表现为阴虚者，都可饮用。

## 铁皮石斛花茶

**原料**：鲜铁皮石斛花2克，枸杞子10克。

**用法**：把新鲜铁皮石斛花、枸杞子放杯中，冲入开水，作茶时时饮用。

可不时添加开水，至味淡为止。铁皮石斛花和枸杞子可一并吃下。

**说明：** 鲜铁皮石斛花味清香，宜于冲泡饮用。由于花质娇嫩，以80度左右的温开水冲泡为宜。此茶，枸杞子与石斛花，一艳红，一淡白，色泽喜人，且有很好的口感，清养保健，受人喜欢。

# 石斛煮花生

**原料：** 鲜石斛50克，花生米500克，盐6克，大茴香3克。

**用法：** 将鲜石斛洗净，切成长1厘米的节；花生米用水洗一下，沥干水分，待用；锅内加水适量，放入盐、大茴香、花生米，用旺火烧沸改用小火上煮90分钟，即可食用。每日2次，每次30克。

# 石斛灵芝太极羹

**原料：** 灵芝孢子粉3克，鲜铁皮石斛30克。

**用法：** 取铁皮石斛榨汁备用，锅中加水200克，放冰糖少许，泡好灵芝孢子粉烧开勾芡；另锅加水200克，放冰糖少许，烧开，放铁皮石斛汁勾芡；取太极图形的瓷盘，分开盛放。一侧是灵芝的紫褐色，一侧是石斛的嫩绿色，煞是好看，且有不错口感。

# 鲜铁皮洋参膏

**原料：** 鲜铁皮石斛500克，西洋参、银耳各150克，冰糖500克。

**用法：** 鲜铁皮石斛洗净，切成段，用刀背拍松，放榨汁机中榨取汁备用；榨过后的渣加水煮15分钟，滤取汁备用；西洋参、银耳打成细粉，过筛后血用；冰糖加水用小火煮沸，滤去渣用。把冰糖水、鲜铁皮石斛汁放锅中，倒入西洋参银耳粉，用小火熬煮，边煮边不断搅动，至膏稠住火，放凉装瓶。

**说明：** 本膏原料都是养阴生津、补虚润燥之品，一并熬膏服用，对神疲乏力、头晕眼花、气短懒言、自汗盗汗、烦热口干、大便干涩有较好的调治效果。市售有铁皮枫斗灵芝浸膏，是根据传统的清补养生理论，针对现代人身体状况，君臣佐使科学配伍，清补调理身体。其以自然生态环境中培植的四年生仿野生铁皮石斛为主要原料，配用灵芝破壁孢子粉、西洋参精制而成；多用于亚健康人群的调理，如生活不规律、烟酒过度、劳累过度、夜生活多、用眼用脑过度、声音嘶哑等人群；同时用于肺病、冠心病、肾病、阳痿、高血压、高血脂、糖尿病、慢性胃病、慢性肝病、手术后患者及癌症等患者的康复保健。

识药心得

　　关于石斛、新鲜铁皮与枫斗。先说石斛，《神农本草经》把石斛列为上品，认为它是滋补佳品，"主伤中，除痹下气，补五脏虚劳赢瘦，强阴，久服厚肠胃"。此后，延绵两千年，古今医家和养生家推崇用石斛来补益养生。石斛的品种很多，兰科植物铁皮石斛、金钗石斛、美花石斛、束花石斛、马鞭石斛等植物的茎，均被当作石斛使用。其中铁皮石斛颇被认可。

　　铁皮石斛，又叫铁皮兰，分布于我国安徽、浙江、广西、贵州、云南等地，历来被作为养阴的佳品，用作祛病保健。现代药理研究发现，铁皮石斛含有多种功能成分，特别是含有祛病健身的物质基础——生物活性成分生物碱（石斛碱），有解热止痛作用，可降低心率、血压，减慢呼吸，具有强壮作用。此外，它还含有调节免疫功能作用的多糖物质，且含量丰富。

　　枫斗，为石斛属多种植物的制品。石斛的茎经特殊加工成枫斗后，身价倍增。由铁皮石斛加工而成的叫铁皮枫斗。

# 三十三、西洋参

　　为五加科草本植物西洋参的根。主产美国、加拿大、法国，我国也有栽培。它性凉，味甘、微苦；归心、肺、肾经。功能补气养阴，清热生津，多用于气虚阴亏，内热，咳喘痰血，虚热烦倦，消渴，口燥咽干。它属人参一类，基本具备人参的功能，但更偏于养阴，其性偏凉，为阴虚体质所宜，近人张锡纯称它性凉而补，凡欲用人参而不受人参之温补者，皆可以此代之。功能益肺阴，清虚火，养胃生津，主要用于治疗肺虚久咳、咯血；暑热烦渴、汗出、喘促；热病伤阴，咽干口燥；阴虚内热，五心烦热、盗汗、口干、舌红等。

西洋参含人参皂苷 Ro、人参皂苷 Rb$_1$、人参皂苷 Rb$_2$、人参皂苷 Rc、人参皂苷 Rd、人参皂苷 Re、人参皂苷 Rg$_1$ 以及假人参皂苷 F$_1$，尚含精氨酸、天冬氨酸等18种氨基酸；又含挥发油、树脂等。它具有显著提高免疫力的功能。药理研究表明，西洋参有促进幼鼠胸腺器官发育的作用，降低豚鼠的肝糖原含量，增加肝脏 DNA 的含量，并具有抗疲劳、抗缺氧能力和镇静作用。它对大脑有镇静作用，对生命中枢则有中度的兴奋作用。

西洋参的一次用量为3~6克。它在多用于煎剂、作散、熬膏，成药有丸剂、冲剂、胶囊等，居家可用作茶饮、甜点、粥饭、药膳的原料。以西洋参为主要原料烹制的药膳，多用于慢性咽喉炎、病毒性心肌炎、慢性肝炎、癌症等。

## 百合烩洋参

**原料**：嫩百合100克，西洋参6克，菜油、盐适量。

**用法**：百合洗净，切成薄片；西洋参切成薄片，连水浸1小时。锅中放菜油，烧至六成热，下百合烩炒3分钟，将西洋参及所浸之水一并倒入，加盐，烧炒入味，佐餐食用。

## 洋参石斛炖肉

**原料**：西洋参、铁皮石斛各6克，蜜枣4枚，适量瘦猪肉或去皮鸡肉。

**用法**：将瘦猪肉或去皮鸡肉放沸水中焯3分钟，取出洗一下，放锅中，西洋参、铁皮石斛、蜜枣一并放入，加沸开水五碗，小火炖足一夜，即可食用。

## 龙眼洋参煲

**原料**：龙眼肉30克，西洋参5克，银耳30克，冰糖30克。

**用法**：龙眼肉洗一下，西洋参切成薄片，加水浸1小时；银耳加水浸1天，放汽锅中煮至鸣响3分钟，住火候凉；将银耳、龙眼肉、西洋参、冰糖同放瓦罐中，加水足量，盖好，用文火煲2小时，作点心食用。

## 洋参银耳煲

**原料：** 西洋参5克，银耳30克，冰糖50克。

**用法：** 西洋参切成薄片，加水浸10分钟；银耳加水浸半天，放汽锅中煮至鸣响3分钟，住火候凉。把银耳、西洋参片同放碗中，加冰糖，放清水适量，隔水放锅中，炖至熟烂即成，作点心吃。

## 洋参麦味粥

**原料：** 西洋参6克，麦冬、五味子各10克，粳米50克。

**用法：** 西洋参加水浸软，切作薄片备用。先将麦冬、五味子放砂锅中，加水煎取汁，连煎2次。两次煎汁混和代水，合粳米煮粥，待粥将成，放入西洋参片略煮即成，作早餐或点心食用。

## 玉灵膏

**原料：** 龙眼肉250克，西洋参15克，白糖适量。

**用法：** 西洋参烘干，研为细末；龙眼肉捣烂，加西洋参粉末、白糖，一并拌匀，放密封的瓷器内，隔水用文火蒸2小时。每天早晚各1次，每取1匙，用滚开水化开喝下。

**说明：** 本方出自《随息居饮食谱》。龙眼肉味道好，营养丰富，为养心补虚之佳品；西洋参含有多种人参皂苷，具有显著的抗疲劳、抗缺氧能力。龙眼肉、西洋参合白糖制膏，功能大补气血，清代医家王孟英将它称之为代参膏，力胜参芪。

　　西洋参因出产于美国、加拿大等西方国家而命名。近代学者研究发现，人参属植物明显呈北美和东亚两大分布中心，由于中国人参的西传，导致了美洲人参植物即西洋参的发现。据载Lafitau J F. 于1716年在蒙特利尔附近采到了美洲人参，即西洋参。目前西洋参在我国已有多处栽培，且质量亦较优。

西洋参补而偏凉，凡欲用人参而不受人参之温补者，多可用之。西洋参益肺清火，治疗肺虚久嗽，失血，咽干口渴，虚热烦倦。

西洋参性凉，生津液，除烦倦，《本草求原》说它清肺肾，凉心脾以降火，消暑，解酒。

# 三十四、生地黄

生地黄是玄参科植物地黄的块茎。它性寒，味甘、苦；归心、肝、肾经。功能清热凉血，养阴生津，多用于热病伤阴，舌红口干、口渴多饮；糖尿病烦渴多饮；阴亏肠燥便秘。

生地黄含有β-谷甾醇、甘露醇、豆甾醇、菜油甾醇、地黄素、生物碱、维生素A样物质、多种糖类及多种氨基酸。生地黄水煎剂对小鼠脾脏中玫瑰花结形成细胞（RFC）具有明显抑制作用，可明显促进刀豆球蛋白A（Con A）激活的脾淋巴细胞DNA和蛋白质的生物合成，对白细胞介素2（IL-2）产生也有明显增强作用；并对人的淋巴细胞转化有促进作用。此外，它还有降血糖、抗放射损伤、保护肝脏等作用。

生地黄的一次用量为9~15克。它在传统的丸、散、膏、丹里用得十分普遍，现代多用于煎剂、浸酒、作散、熬膏；成药入丸剂、片剂、冲剂、糖浆、口服液等；居家可用作茶饮、甜点、粥饭、面点、药膳的原料。以生地黄为主要原料烹制的药膳，多用于风湿热、类风湿关节炎、强直性脊柱炎、支气管哮喘、血小板减少性紫癜、贫血、视神经炎、病毒性角膜炎、慢性咽喉炎、癌症等。注意：脾虚湿滞，胸膈多痰，食少便溏者不宜使用。

## 地黄焖肉

**原料：**猪肉400克，生地黄60克，白糖40克，酱油、黄酒各适量。

**用法：**猪肉用温水洗净，切成2厘米见方的小块，放沸水锅中汆1分钟，捞出。生地黄切成粗粒，放碗中，然后放肉块，再加白糖、酱油、黄酒；上笼蒸2小时，至肉酥烂时取出，扣入盘中，上桌食用。

# 生地枣仁猪心煲

**用料：**猪心1个，生地黄、熟地黄各30克，酸枣仁15克，远志6克，葱、盐适量。

**用法：**猪心剖开，用温水洗净；酸枣仁、生地黄、熟地黄、远志用洁净纱布包裹，加水浸1小时；将猪心放瓦罐中，纱布袋及所浸之水一并倒入，先用武火煮沸，再改用文火煲1小时，去药袋，加葱、食盐，煮3分钟后食用。

**说明：**猪心有补心气、安神志的食疗作用，酸枣仁能宁心安神，远志擅治失眠、健忘等，生、熟地黄有养阴清心的作用，合而烹制，适宜于调治阴虚火旺，心烦不寐，心悸不安，头晕耳鸣，健忘，腰酸梦遗，五心烦热，口干津少。

# 生地百合乌鸡汤

**原料：**白毛乌骨鸡1只，鲜生地、百合各15克，黄酒、精盐适量。

**用法：**宰鸡，去皮及内脏，洗净；生地黄、百合洗净。三物一并放锅中，加水，并放适量黄酒，用小火煮熟，加精盐调味，吃鸡肉喝汤，佐餐食用。

# 地黄参杞羹

**原料：**生地黄15克，红参3克，枸杞子、怀山药各20克，胎盘1具，盐适量。

**用法：**枸杞子、地黄洗净；红参、怀山药加工成细末，过筛后备用；胎盘挑去血筋，用米泔水浸24小时，漂洗净，再用黄酒渍透，放沸水中煮2分钟后捞起，切成小块，备用。把胎盘、枸杞子、生地黄一并放锅中，加水，用大火煮沸，捞去浮沫，改用小火炖至胎盘酥烂；将人参、怀山药细末徐徐撒入，并不停搅动，使煮成汁稠之羹糊，放盐调味，佐餐或作点心食用，分2~3次吃完。

## 地黄枣仁粥

**原料：** 生地黄 30 克，酸枣仁 10 克，粳米 100 克。

**用法：** 将酸枣仁洗净，加水研碎，取汁 100 毫升备用；生地黄放砂锅中，加水适量，煎煮 30 分钟，取药汁约 100 毫升放杯中。锅中放适量水烧沸，将淘洗净的粳米放入，焖煮成粥，再加地黄药汁、酸枣仁汁，混匀稍煮即可食用。

## 牛髓膏

**原料：** 牛髓、生地黄各 100 克，黄精 150 克，天冬 50 克，冰糖 150 克。

**用法：** 牛髓用温水洗净，剁成烂糊；冰糖加水煮开，搅化，滤去渣；黄精、生地黄、天冬分别洗净，捣烂，放砂锅中，加水用小火熬煮 1 小时。将牛髓、冰糖水一并加锅中，合黄精等再炖煮 10 分钟，边煮边搅动，不使粘底；放凉后盛起，每于饭前空腹取 1 匙，用温开水化开服下。

识药心得

生地黄苦寒入营血分，为清热、凉血、止血之要药，又其性甘寒质润，能清热生津止渴，可治疗温热病热入营血，壮热烦渴，神昏舌绛。

生地黄甘寒养阴，苦寒泄热，入肾经而滋阴降火，养阴津而泄伏热，可治疗阴虚内热，潮热骨蒸；或温病后期，余热未尽，阴津已伤，邪伏阴分，夜热早凉，舌红脉数。

生地黄甘寒质润，既能清热养阴，又能生津止渴，可治疗热病伤阴，烦渴多饮，及阴虚内热之消渴证；温病津伤，肠燥便秘。还常用于崩漏、血少经闭。

# 三十五、北沙参

沙参有南北之分，南沙参是桔梗科植物轮叶沙参或沙参的根，质地空疏；北沙参是伞形科植物珊瑚菜的根，质地坚实。南沙参性微寒，味甘，功能养阴清肺，化痰益气，多用于肺热燥咳，阴虚劳嗽，干咳痰黏，气阴不足，烦热口干。北沙参性微寒，味甘、微苦，功能养阴清肺，益胃生津，多用于肺热燥咳，劳嗽痰血，热病津伤口渴等。

沙参含生物碱、丰富的淀粉，果实含珊瑚菜素。北沙参多糖对细胞免疫功能和T、B细胞的增生均有抑制作用。乙醇提取物能使正常家兔体温轻度下降，对伤寒疫苗引起发热的家兔也有降温作用。另外还有镇痛作用。北沙参水浸液对离体蛙心低浓度加强收缩，高浓度抑制收缩直至心室停跳，但可恢复。沙参对免疫功能有一定影响，可使实验小鼠末梢血淋巴细胞数及T淋巴细胞数均显著增多，胸腺单位重量淋巴细胞数及T淋巴细胞数也有所增加；脾脏重量显著增加而单位重量的脾脏淋巴细胞数及T淋巴细胞数却显著减少；还能显著增强腹腔巨噬细胞对红细胞的吞噬指数。

沙参一次用量为4.5~9克。它在传统的丸、散、膏、丹里用得较为普遍，现代成药入丸剂，还做成冲剂、糖浆等，同时用于煎剂、作散、熬膏；居家可用作茶饮、甜点、药膳的常用原料。常用于治疗感冒、过敏性咳嗽、小儿迁延性肺炎、肺结核、肺心病、肺癌、慢性咽炎等。国家颁布的《非典型肺炎中医药防治技术方案（试行）》预防处方中，用到了沙参。

## 沙参肉皮煲

**原料：**猪肉皮250克，北沙参20克，铁皮石斛12克，菠菜100克，生姜、盐适量。

**用法：**猪肉皮用温水洗一下，放锅中，烧沸后去浮油，切成小块；铁皮石斛加水浸1小时，煎煮取药汁，连煎2次，取药汁备用；北沙参加水浸1小时；菠菜洗净，放沸水锅中焯2分钟，切成段；猪肉皮、北沙参、生姜一并放瓦罐中，倒入煎好的石斛药汁，用旺火煮沸，改用文火煲2小时；弃生姜，下菠菜，用中火煮2分钟，加食盐调好味，佐餐食用。

**说明：**猪肉皮在药物学著作中叫作猪肤皮，当作药物使用。以之熬汤，不但味道鲜美，还有润养滋补益的作用。北沙参是养阴润肺的有效药物，与铁皮石斛同用，清养之力较为显著。

## 沙参筒骨煲

**原料：**猪脊骨500克，沙参12克，甜杏仁12克，菠菜100克，盐适量。

**用法：**猪脊骨放沸水中煮沸3分钟，洗净，剁成小块；菠菜洗净，放入汤中煮沸3分钟；甜杏仁去皮及尖部，连同沙参加水浸1小时；将猪脊骨放瓦罐中，加水足量，放入生姜，烧开后去浮沫，用文火煲1小时，下沙参、杏仁，所浸之水一并倒入，加食盐再煲30分钟，佐餐食用，沙参、甜杏仁一并嚼食。

## 胡萝卜沙参乌鸡煲

**原料：**乌骨鸡约500克重者1只，胡萝卜100克，鲜沙参60克，葱、黄酒、盐、鸡精适量。

**用法：**宰鸡，去毛，从背部劈开，去内脏，洗净，放沸水中焯3分钟，取出洗净；鲜沙参、胡萝卜分别洗净，切成片；将鸡、胡萝卜、北沙参同放瓦罐中，加葱、黄酒、食盐，放水足量，用武火煮后，改用文火煲1小时，加鸡精调味，佐餐食用。

## 沙参玉竹猪心汤

**原料：**猪心1只，北沙参、玉竹各15克，葱段、生姜片、胡椒粉、盐适量。

**用法：**北沙参、玉竹加水浸1小时；猪心冲洗干净，同北沙参、玉竹、葱段、生姜片一并入锅，注入适量肉汤。先用武火烧沸后，改用小火炖至猪心熟透，捞出猪心，晾凉，切片，汤汁备用；将猪心片放碗中，加炖过的汤汁，用盐、胡椒粉调味，佐餐食用，北沙参、玉竹可以一并吃下。

## 沙参银耳羹

**原料：**北沙参、银耳各12克，百合15克，冰糖适量。

**用法：**百合、北沙参加水浸1小时；银耳加水浸泡3小时，待其泡发胀开，洗净。银耳与百合、北沙参、冰糖同放砂锅中，加水适量，小火炖2小时，作点心食用。

## 桂圆参蜜膏

**原料：**沙参、龙眼肉各120克，党参、蜂蜜各250克。

**用法：**党参、沙参烘干，研为细粉；龙眼肉洗净，加水用小火煎煮2小时，加蜂蜜，待沸后，边搅边加党参、沙参粉末，数沸后停火；待冷后装瓶备用，每取1匙，用开水化开服下。

识药心得

　　沙参功能清肺养阴，且益肺气，为治肺虚热咳要药。沙参甘凉柔润，能养胃阴而复津液，可治疗热病伤津、舌绛口渴等。

　　《本草备要》：沙参分南北两种：北者良，南者功用相同而力稍逊。《本经逢原》：沙参有南北二种，北者质坚性寒，南者体虚力微。

# 三十六、麦冬

　　麦冬是有效的滋养强壮剂，为病后体亏、阴津不足者所常用。它性微寒，味甘、微苦。功能润肺养阴，益胃生津，清心除烦，多用于治疗肺阴不足，燥咳痰黏、劳嗽咯血；热病伤肺，干咳气逆、咽干鼻燥；胃阴不足，舌干口渴；热病后心烦失眠等症。

　　麦冬含有沿阶草苷甲、乙、丙、丁等多种甾体皂苷，还含有β-谷甾醇、豆甾醇、氨基酸、葡萄糖及维生素A样物质等，能显著提高机体免疫力。药理实验表明，麦冬能显著增加小鼠的脾脏重量，显著增加小鼠的碳粒廓清作用和对抗环磷酰胺引起的小鼠白细胞数下降。此外，其在抗心肌梗死、改善心肌营养血流量、耐缺氧等方面作用也显著。麦冬煎成的药汁微带甜味而透明，其药渣也可食用。

　　麦冬的一次用量为6~12克。它在传统的丸、散、膏、丹里用得较为普遍，现代多用于煎剂、作散、熬膏，成药有丸剂、口服液等，居家可用作茶饮、甜点、粥饭、面点、药膳的原料。以麦冬为主要原料烹制的药膳，多用于慢性咽喉炎、支气管扩张、肺心病、风湿热、慢性胃炎、糖尿病、视神经炎等。注意：脾胃虚寒者不宜服用，长期服用要注意对脾胃的影响，慎防滋生痰湿。

## 麦冬黄瓜填肉

**原料：**猪肉100克，黄瓜5条，麦冬15克，面粉、精盐、胡椒粉适量。

**用法：**将麦冬切碎，黄瓜去瓤后在热水中略烫。肉、麦冬放调料，调拌成馅，酌加适量面粉，将馅搓成条状，放黄瓜内，两端封好放盘中，入锅蒸熟后取出，切成小段；另用调料等做成汤，浇在黄瓜肉段上即成。

## 参麦焖鸡

**原料：**乌骨鸡约500克重者1只，麦冬、北沙参各30克，葱段、酒、盐、芡粉等适量。

**用法：**宰鸡，去毛，从背部劈开，去内脏，洗净。把鸡放瓷盆内，加适量盐、酒、葱段，放蒸笼上蒸1小时取出；麦冬、北沙参加水浸软，切成细丝，洗净备用。锅中放入适量水煮沸，放入麦冬、北沙参，用武火煮3分钟后，改用小火炖1小时，取出盛碗中备用；把鸡放锅中，加浓缩的汤汁及沙参、麦冬的浓缩液，放胡椒粉、甜酱，上火焖5分钟，取出后鸡脯向上扣在圆盘内，汤中用淀粉勾汁，浇在鸡上，即可食用。

## 参麦甲鱼

**原料：**甲鱼约1000克重者1只，生晒参6克，麦冬12克，葱段、生姜片、黄酒、盐、胡椒粉、鸡汤适量。

**用法：**宰甲鱼，洗净，置沸水中煮15分钟取出，顺裙边剖开盖，撕下甲鱼盖上粗皮，去头及内脏，洗净，切成小块；生晒参、麦冬切成薄片，加水浸1小时。把甲鱼块、生晒参、麦冬同放大碗内，加葱段、生姜片，并加黄酒及鸡清汤，盖上剖下的甲鱼壳，上笼蒸1小时，去葱、生姜，吃甲鱼、生晒参片及麦冬片，喝汤。

## 蛤蜊麦冬汤

**原料：** 蛤蜊100克，麦冬15克，地骨皮12克，小麦30克，葱、生姜、盐适量。

**用法：** 麦冬、地骨皮、小麦加水浸1小时，用洁净纱布包裹；蛤蜊肉用温水洗净，放锅中，放入药袋，加水适量，用小火煎煮40分钟，弃药袋，放入葱段、生姜片、盐，再稍煮片刻，去葱段、生姜片，吃蛤蜊喝汤。

## 麦冬牡蛎烩饭

**原料：** 麦冬6克，牡蛎肉、海带、洋葱各50克，芹菜、粳米各150克，水发香菇30克，酱油、盐适量。

**用法：** 麦冬放砂锅中，加水适量，用小火煎煮取汁，备用；牡蛎肉放稀盐水中洗一下后，放在底有漏眼的盛器内，将盛器搁在大碗口上，让滤出的水滴入碗内备用。锅中放水适量，加麦冬煎汁，并将洗净浸透的海带切成数段，煮3分钟，随后放入牡蛎肉滴入碗内的水，加酱油、盐，加盖煮开，放入牡蛎肉及另锅煮好的米饭，并将洗净切好的香菇、洋葱、芹菜放入，视汤多少，适量添加水，稍煮一下后离火；作中饭或晚饭食用，麦冬一并吃下。

## 生津代茶饮

**原料：** 麦冬、桑叶各9克，竹茹、石斛、甘菊花各6克，青果、荸荠各5个，鲜芦根2支，鲜藕10片，黄梨2个。

**用法：** 将青果捣碎，荸荠去皮，鲜芦根切碎，黄梨去皮，连同其他药放锅中，加水煎煮，代茶饮用。

**说明：** 据《慈禧光绪医方选议》，本茶饮有生津育阴、清热润燥的作用，可用于调治口干咽燥、烦渴干咳；温病热盛，灼伤肺胃阴津，口中燥渴、咳唾白沫、黏滞不爽等。

麦冬味甘气凉，质柔多汁，长于滋燥泽枯，养阴生津，善治肺胃虚热，且能清心除烦。用于肺阴受伤，燥咳，咯血，以及心烦不安；津少口渴、口咽干燥；消渴，出血病症等。

《神农本草经》将麦冬列为养阴润肺的上品，称"久服轻身，不老不饥。"《本草分经》称麦冬"甘、微苦，微寒。润肺清心，泻热生津，化痰止呕，治嗽行水。"《医学衷中参西录》赞其"能入胃以养胃液，开胃进食；更能入脾以助脾散精于肺，定喘宁嗽。"

# 三十七、天冬

天冬为百合科植物天冬的块根。它性寒，味甘、苦；归肺、肾经。功能清肺降火，滋阴润燥，多用于肺阴不足，燥咳痰黏、劳嗽咯血；热病伤阴，舌干口渴；肠燥便秘。

天冬含甾体皂苷、葡萄糖、鼠李糖、多种氨基酸等，又从块根抑瘤有效部位中分离出4种多糖。它有抗菌、抗肿瘤等多种药理作用。

（1）抗菌作用：煎剂体外试验对炭疽杆菌、甲型及乙型溶血性链球菌、白喉杆菌、类白喉杆菌、肺炎链球菌、金黄色葡萄球菌、柠檬色葡萄球菌、白色葡萄球菌及枯草杆菌均有不同程度的抑菌作用。经动物试验，它还有镇咳和去痰作用。

（2）杀灭蚊、蝇幼虫的作用：将切碎的根置水中使成0.5%~1%浓度，可使其中的孑孓于72~96小时后全部死亡；2%~5%浓度时，经3~4天可使其中的蛆死亡70%~100%。

（3）抗肿瘤作用：体外试验（美蓝法及瓦氏呼吸器测定），天冬对急性淋巴细胞型白血病、慢性粒细胞型白血病及急性单核细胞型白血病患者白细胞的脱氢酶有一定的抑制作用，并能抑制急性淋巴细胞型白血病患者白细胞的过度增殖。

天冬一次用量为6~15克。它在传统的丸、散、膏、丹里用得较为普遍，现代多用于煎剂、作散、浸酒、熬膏，成药有丸剂、冲剂等；居家可用作面点、药膳的原料。以天冬为主要原料烹制的药膳，多用于白细胞减少症、支气管哮喘、支气管扩张咳血、慢性肾炎、慢性肝炎等。

注意：虚寒泄泻及风寒咳嗽者禁服。

# 天冬烧卖

**原料：**猪肉400克，天冬40克，面粉600克，鸡蛋4只，洋葱2头，嫩笋2只，藕粉、豆瓣酱、盐、麻油适量。

**用法：**先将面粉堆在面板上顶部打入蛋清1只，然后用淡盐水揉面，揉至面团软硬适度，摘成小面团，藕粉用纱布包好，作布面用，将面团拼成极薄片，切成9厘米见方烧卖皮；然后天冬用温水浸泡至软，将猪肉、笋、洋葱、天冬剁碎，搅入鸡蛋、酱、盐、麻油等。将面皮放左手，取馅适量放中央，左手收拢，稍按压即成一个烧卖，上笼蒸30分钟至皮透明即可食用。

# 百合天冬煮猪肺

**原料：**猪肺250克，百合、党参、天冬各20克，盐、糖适量。

**用法：**用洁净纱布将百合、党参、天冬包裹好；猪肺洗净。各物一并放锅中，加水适量，用小火煎煮，待猪肺熟，捞出药包，放盐调味食用，佐餐食用。也可加糖烧成甜味，作点心食用。

# 天冬蜜膏

**原料：**白羊脂100克，天冬500克，茯苓250克，白蜜250克，黄酒1000克。

**用法：**天冬、茯苓同放砂锅中，加黄酒，并加水2000毫升，文火煎2小时，滤出药液。将药液用小火熬煎至浓汁，加白羊脂、白蜜，用小火煎煮，边熬边搅，掠去浮沫，浓缩成膏，放凉，盛瓶中。每日2次，每次取1匙，温开水化服。

# 天冬萝卜汤

**原料：**鲜天冬30克，萝卜300克，香菇20克，火腿150克，胡椒粉、葱、盐适量。

**用法：** 天冬洗净，切成薄片；萝卜洗净，香菇用水浸胀，分别切成丝；火腿用开水烫一下，切薄片。将火腿片、香菇放锅内，加水煮至香气大出，放入天冬、萝卜丝，煮至天冬熟，加盐、胡椒粉、葱调味，佐餐食用，天冬一并吃下。

## 天冬蚌肉汤

**原料：** 蚌肉60克，鲜天冬30克，鲜桔梗15克，鲜北沙参30克，薏苡仁60克。

**用法：** 蚌肉用温水洗净，切面小块；天冬、桔梗、北沙参分别洗净，切成薄片；薏苡仁洗净，加水浸2小时。将蚌肉放砂锅中，加天冬、桔梗、北沙参、薏苡仁，并加足量水，先用武火煮沸，去浮沫，改用小火煎煮约1小时，至蚌肉熟烂，加盐调味，佐餐食用，天冬、桔梗、北沙参及薏苡仁一并吃下。

## 益寿酒

**原料：** 胎盘15克，天冬、枸杞子、白术、制黄精、龙眼肉、葡萄干、肉苁蓉各30克，白酒1500毫升。

**用法：** 将天冬、枸杞子等分别洗净，晾干，放瓷瓶内；倒入白酒，密封瓶口，浸渍30日，去药渣，滤取酒，分瓶盛贮。每日2次，每次饮服50毫升。

---

**识药心得**

天冬功能养阴清热而润肺，可用于肺虚有热、干咳少痰、咯血等症，常与麦冬、沙参、生地等配伍。生天冬捣取汁，连同酒、饴糖及紫菀，煎熬后制丸服用，治疗咳嗽，吐涎沫，心中愠愠，咽燥而不渴。

天冬甘寒清润，善治肺肾虚热。用于上焦，能清肺热而养肺阴；用于下焦，能滋肾养阴，且可润燥滑肠。

天冬还可用于咽喉肿痛，老人大肠燥结不通。

# 三十八、玉竹

玉竹为百合科植物玉竹的根茎。它性平，味甘；归肺、胃经。功能滋阴润肺，养胃生津，多用于热病阴伤，肺燥咳嗽，干咳少痰；胃热炽盛，津伤口渴；虚劳发热、消谷易饥、小便频数。

玉竹含有铃兰苦苷、铃兰苷、多糖、烟酸等，对增强人体抗病能力、延缓衰老有一定作用。药理实验表明，玉竹醇提取物给烧伤所致的免疫功能低下的小鼠灌胃，可使其溶血素量、巨噬细胞吞噬功能和脾淋巴细胞增殖能力恢复至正常水平。它对血压、心脏、血管都有一定影响。

（1）对血压的影响：给麻醉兔静脉注射20%玉竹煎剂，每只1、2或5毫升，均使血压缓慢上升。而麻醉犬剂量（5毫升）静脉注射，血压无明显变化，但较大剂量（10毫升）静脉注射可使血压短暂下降。

（2）对心脏的作用：20%玉竹煎剂或玉竹酊剂，对离体蛙心小剂量（2~5滴）使心搏收缩增强，振幅加大，大剂量（10滴）使心搏减弱并迅速停止。

（3）对血糖的影响：家兔以0.5克/千克浸剂肌肉注射，可使血糖上升；而口服其浸膏，血糖先升后降。

（4）对血管的作用：蛙全身血管及下肢血管灌流实验结果表明，20%玉竹（山东崂山产）煎剂，可使血管灌流量显著减少。麻醉犬静脉注射20%玉竹煎剂10毫升，可使肾容积减小。

（5）对血脂及实验性动脉粥样硬化斑块的影响：给实验性高脂血症兔灌服100%玉竹煎剂，每5毫升，每日3次，共30天，与对照组相比，在给药后10、20、30天甘油三酯、血胆固醇及 β–脂蛋白均有下降。

（6）对烧伤小鼠免疫功能的影响：以玉竹的醇提物灌胃，可明显提高小鼠血清溶血素抗体水平，增强腹腔巨噬细胞的吞噬功能，改善脾淋巴细胞对ConA的增殖反应，说明玉竹可能是一种以增强体液免疫及吞噬功能为主的免疫增强剂。

（7）对平滑肌的作用：20%玉竹煎剂可使小鼠离体肠管先兴奋后抑制。对小鼠离体子宫仅有缓和的刺激作用。

玉竹的一次用量为9~15克。它在传统的丸、散、膏、丹里用得较为普遍，现代多用于煎剂、浸酒、熬膏，成药有片剂、冲剂等，居家可用作茶饮、药膳的原料。以玉竹为主要原料烹制的药膳，多用于肺心病、慢性胃炎、贫血、白细胞减少症等。注意：胃有痰湿气滞者忌服。

## 玉竹沙参煲瘦肉

**原料：** 瘦肉200克，沙参、玉竹、雪耳各25克，陈皮6克，冰糖适量。

**用法：** 先将雪耳浸透发开，洗净备用；玉竹、沙参、陈皮、瘦肉洗净备用。瓦罐内加水武火煮沸，放入以上全部材料，改文火慢煮3小时，加冰糖即可。

## 玉竹猪心

**原料：** 猪心500克，玉竹20克，荸荠50克，韭黄10克，葱、姜、蒜、黄酒、醋、酱油、白糖、精盐、胡椒粉、湿淀粉、鸡汤、芝麻油适量。

**用法：** 先将玉竹洗净，浓煎取汁20毫升。猪心切薄片，加细盐和湿淀粉腌制；韭黄洗净切段，荸荠切片；葱、姜、蒜切末入调料碗内，入黄酒、酱油、白糖、精盐、胡椒粉、湿淀粉、鸡汤、玉竹汁调匀成勾芡备用。锅中放油，下猪心片炒七成熟，放葱、姜、蒜末稍炒几下盛起。锅中下荸荠片煸炒熟透，倒回猪心翻炒均匀，勾芡，撒上韭黄，放醋、麻油少许，起锅食用。

## 山药玉竹炖老鸭

**原料：** 老鸭1只，怀山药15克，沙参、肥玉竹各10克，生姜、葱、盐、胡椒适量。

**用法：** 宰鸭，去毛、杂，洗净切块；怀山药、沙参、玉竹用纱布包裹，同放砂锅中，加水炖熟，放盐、胡椒、姜片、葱调味食用。

## 玉竹嵌油豆腐

**原料：** 五花猪肉100克，玉竹30克，净嫩笋50克，香菇10克，去叶芹菜100克，油豆腐10只，黄酒、盐、糖适量。

**用法：** 玉竹洗净，捣碎，加水煎煮30~60分钟，过滤后，将药汁与渣分别留置备用；五花猪肉洗净，切碎，剁成肉末；嫩笋置水中煮一下，捞出沥干，切作细粒；取玉竹末、肉末、笋末、香菇末、芹菜细粒同放一处，加黄酒、盐拌匀作馅。油豆腐开一小口，嵌入拌制好的馅料，开口朝上，排放在锅中，加水适量，中火煮到肉熟汁将干，倒入玉竹药汁稍煮，加盐、糖，调好口味，即可起锅，作菜肴食用，连汤吃下。

## 玉竹蛤蜊汤

**原料：** 蛤蜊肉50克，玉竹30克，百合30克，盐适量。

**用法：** 蛤蜊肉用淡盐水洗净，切成小块；玉竹、百合加水浸1小时，连同蛤蜊肉一并放砂锅中，加水适量，用小火炖煮1小时；放盐再煮3分钟，佐餐食用，玉竹、百合一并吃下。

## 玉竹鸡肉馄饨

**原料：** 鸡肉100克，玉竹50克，生姜末、葱末、黄酒、盐、胡椒粉适量。

**用法：** 鸡肉用温水洗净，剁成细末；玉竹加工成粉末，过筛取粉备用；将鸡肉、茯苓粉同放一处拌匀，加生姜末、葱末，搅入黄酒、盐、胡椒粉，搅匀做馅。用馄饨皮包裹，放沸水中煮熟，即可食用。

识药心得

玉竹有强心作用，用于临床有一定疗效。玉竹、党参、丹参各15克，川芎10克，加水煎服，治疗心悸、口干、气短、胸痛或心绞痛。玉竹与猪肉同煮食用，治疗虚咳病证。

玉竹味甘多脂，质柔而润，长于养阴，补而不腻，可与沙参、麦冬、天冬等配伍，治疗内热燔灼、耗伤肺胃阴液病证。玉竹煮汁饮服，治疗发热口干，小便涩。

玉竹虽为养阴之品，然无滋腻之性，故补阴而不恋邪，常与葱白、豆豉、薄荷、桔梗、白薇、甘草等同用，用于素体阴虚、感受外邪而致的发热、无汗、恶寒、咳嗽、咽干口渴等症。

玉竹研成粗粉，一次取3克，加薄荷、生姜，水煎取汁，调蜂蜜服用，治疗眼见黑花，赤痛昏暗。又，用玉竹、赤芍、当归、黄连各等分，煎汤熏洗，治疗赤眼涩痛。

# 三十九、百合

百合是百合科植物卷丹百合和细叶百合的肉质鳞茎。它性寒，味甘；归心、肺经。功能养阴润肺止咳，清心除烦安神，多用于阴虚久咳，痰中带血；热病后期，余热未清，或情志不遂引起的虚烦惊悸、失眠多梦、精神恍惚。

百合含有生物碱（主要为秋水仙碱）、淀粉、蔗糖、蛋白质、脂肪、胡萝卜素、泛酸、维生素C、维生素$B_1$、维生素$B_2$以及微量元素钙、铁、钾等。百合原植物的花粉细胞分裂期曾检测到ATP酶活性。百合花中含有大黄素、豆甾醇和β–谷甾醇。

它能调节免疫功能，有补益的作用。其水提取物对免疫抑制剂环磷酰胺引起的白细胞减少症有预防作用。百合水提取液能明显地延长其游泳时间，能显著延长小鼠耐常压缺氧时间，还可增加肺灌流量，对化学物质所致咳嗽有明显的镇咳作用，对过敏性哮喘具有明显的对抗作用，增强呼吸道排泄功能。

百合一次用量为3~30克。它在传统的丸、散、膏、丹里用得较为普遍，现代多用于煎剂、作散、熬膏，成药做成丸剂，居家可用作茶饮、甜点、粥饭、面点、药膳的原料。以百合为主要原料烹制的药膳，多用于慢性支气管炎、病毒性心肌炎、慢性肝炎、慢性胃炎、风湿热、癌症等。注意：由于百合性偏于寒，故此对风寒咳嗽及中寒便溏者慎用。《本经逢原》说，中气虚寒，便滑泄者忌之。《本草求真》说，初嗽不宜遽用。

## 百合牛柳

**原料：** 牛肉150克，鲜嫩百合100克，湿淀粉、菜油、盐、黄酒适量。

**用法：** 牛肉切成薄片，放碗中，加少量湿淀粉及盐调匀；百合洗净，掰开。炒锅放火上加热，用适量菜油烧至六成热，倒入勾芡好的牛肉，烹上黄酒，用武火熘炒几下起锅，盛放盆中；炒锅洗净，重新加热，倒入少量菜油，烧至七成热，倒入百合，翻炒3分钟，入牛肉，并加适量盐调味，佐餐食用。

## 百合炖牡蛎

原料：新鲜牡蛎肉150克，新鲜百合100克，菜油、黄酒、生姜末、盐适量。

用法：牡蛎肉去肠，洗净，切碎放盆中；百合洗净，掰开。炒锅烧热，倒入适量菜油，烧至六成热，下生姜末，煸出香味，再倒入牡蛎，加适量黄酒，用武火快速翻炒3分钟，加适量水，烧开；百合放炖锅中，倒入烧炒过的牡蛎肉，用小火炖煮30分钟，至牡蛎肉熟烂，加盐调味，佐餐食用。

## 百合党参猪肺汤

原料：猪肺250克，百合30克，党参15克，盐适量。

用法：将党参、百合同放锅中，水煎2次，去渣取汁一大碗。锅中放猪肺，加药汁，并加水适量，煮熟，放盐调味食用。

## 百合龟肉汤

原料：龟250克，百合50克，红枣30克，冰糖适量。

制法：杀龟，去内脏，用沸水烫泡一下，洗净，切成块；百合洗净，掰开；红枣加水浸半天，洗净。将龟肉、百合、红枣同放砂锅中，加冰糖，并水适量，先用武火煮沸，再用小火炖2小时，吃龟肉、百合、红枣，喝汤。

## 百合莲子银耳汤

原料：鲜百合150克，莲子50克，银耳25克。

**用法：**银耳加水浸发，莲子加水浸半天，百合洗净。将三物一并放锅中，加水炖煮至熟，放冰糖调味，作点心食用。

## 百合莲子糯米粥

**原料：**鲜百合、鲜莲子各50克，糯米60克，冰糖30克。

**用法：**将各药同放锅中，加水足量，炖煮至熟，加冰糖食用。每日1料，作早餐食用，也可当点心吃。

**识药心得**

百合有人工栽培的，也有自然野生的，家种的鳞片阔而薄，味不甚苦；野生的鳞片小而厚，味较苦。秋季采挖，洗净泥土，分剥鳞片，放入沸水中略烫，捞出焙干或晒干入药。一般以瓣匀肉厚、色黄白、质地坚、筋少的质量为佳，可生用，也可蜜炙用。

百合善于润肺补虚止咳，可治疗肺虚咳嗽。治肺虚咳嗽，可单用煮粥，或用鲜百合捣汁服。治咳嗽不已或痰中带血，可与款冬花同用，共奏润肺化痰止咳之效。如果燥咳已久，咽痛失音，可与北沙参、川贝母、梨皮等相混，以养阴润肺，生津止咳。治肺痨久嗽咯血，潮热，盗汗，颧红，心烦，可配生地黄、玄参、川贝母、麦冬等药以清热养阴，润肺止咳。若阴虚久咳，致肺气浮散，气短微喘者，则与养阴敛肺之麦冬、诃子、五味子同用。

百合既能润肺清心，又是能补虚安神，常与其他安神药配合，治疗心悸、怔忡、烦躁失眠等。热病后期，余热未清，阴虚阳扰，神志恍惚，坐卧不宁，莫名所苦者，百合与清热养阴的知母、生地黄等药相伍。心悸怔忡，心神不安者，常与生地黄、麦冬等同用，滋阴养心安神。情志失常，烦躁不安，多配炙甘草、浮小麦等，养心除烦安神。心阴亏损，心肾不交引起的心烦失眠、健忘、多梦，可用百合蜜拌蒸食，或与黄连、阿胶等配伍，养阴清心，除烦安神。

# 四十、枸杞子

枸杞是茄科植物宁夏枸杞全株总称，枸杞子为枸杞的成熟果实。它性平，味甘；归肝、肾经。功能滋肾，润肺，补肝，明目，多用于肝肾阴亏，腰膝酸软、头晕、目眩、目昏多泪、虚劳咳嗽、消渴、遗精。

枸杞子含糖、氨基酸、维生素C、维生素$B_2$、胡萝卜素等，并含锰、锌、铜、钴、铬、镉、镍、钠、钙、镁、钾、锶等微量元素，并有少量脂肪、芦丁、甜菜素、亚油酸、β-谷甾醇及少量酚类物质。它确有补益延寿、降血糖、降血脂、降压、抗肿瘤、抗风湿、提高肾功能、提高性功能、提高生殖功能、提高呼吸道防御功能、提高视力、保肝、保护皮肤、解毒等作用。

枸杞子能提高呼吸系统的免疫功能，增强机体防治呼吸道疾病的能力。枸杞多糖无论对正常动物，还是免疫功能低下的动物，均能增加血清溶菌酶的活性，增加抗体形成细胞的数量，增加抗体的产生，并能促进老年小鼠T细胞的增殖，从而提高机体的体液免疫细胞免疫和非特异性免疫功能。

枸杞子有一定的清除自由基，抑制脂质过氧化能力，可延长实验动物的平均寿命。适宜剂量的枸杞多糖对老年小鼠抑制性T细胞有明显调节作用，增强T细胞的活性，从而延缓衰老。

枸杞子可促进骨髓造血细胞增殖，显著增加白细胞计数。枸杞子提取物可使大鼠血糖显著而持久的降低，糖耐量增高。枸杞子具有抗突变的功能，有抑瘤功能，并具有放射增敏效应，在化疗中配合服用，有助于扶正抑瘤。

枸杞子一次用量为6~12克。它可直接嚼食，也可泡茶饮用，浸酒、烹调菜肴，多用之。它在传统的丸、散、膏、丹里用得十分普遍，现代多用于煎剂、作散、浸酒、熬膏，成药有丸剂、冲剂、胶囊、口服液等，居家可用作茶饮、甜点、粥饭、面点、药膳的原料。以之为主要原料烹制的药膳，多用于肺心病、慢性胃炎、慢性结肠炎、白细胞减少症、贫血及各种眼科疾病。

注意：外邪实热，脾虚有湿及泄泻者忌服。《本草经疏》：枸杞子虽为益阴除热之上药，若病脾胃薄弱，时时泄泻者勿入，须先治其脾胃，俟泄泻已止，乃可用之。即用，尚须同山药、莲肉、车前、茯苓相兼，则无润肠之患矣。《本草求真》：枸杞子甘寒性润。今人因见色赤，妄谓枸杞子能补阳，其失远矣。岂有甘润气寒之品，而尚可言补阳耶？若以色赤为补阳，……试以虚寒服此，不惟阳不能补，且更有滑脱泄泻之弊矣，可不慎欤。

## 枸杞子炖乌骨鸡

**原料：**乌骨鸡约750克重者1只，枸杞子20克，葱、生姜、精盐、黄酒适量。

**用法：**宰杀乌骨鸡后去毛，斩去爪、头，去内脏，洗净；枸杞子洗净。将砂锅置旺火上，加足清水，放入乌骨鸡、葱段、姜片，煮沸后撇去浮沫，移小火上慢炖，至鸡肉五成烂时，放入枸杞子同炖至熟，用精盐、黄酒调味食用。

**说明：**枸杞子有滋养肝肾、益精补血之功，含有胡萝卜素和多种维生素，乌骨鸡的营养亦极为丰富，且易被人体吸收，有较好的补养肝肾精血作用，有助于治疗妇女妊娠后精血亏虚，腰膝酸软，神疲乏力，头晕目糊，面色无华。

## 枸杞子炖甲鱼

**原料：**甲鱼约300克重者1只，枸杞子60克，生姜片、黄酒、盐适量。

**用法：**枸杞子洗净，加水浸1小时；宰甲鱼，除去肠杂，剁去头，用温水洗净。将甲鱼放锅中，加生姜片、黄酒、盐，并添足水，用小火炖30分钟；加枸杞子，再炖10分钟，佐餐食用。

## 枸杞子肉丝

**原料：**猪瘦肉150克，枸杞子10克，熟青笋50克，猪油、酱油、盐适量。

**用法：**枸杞子洗净，加水浸1小时；猪瘦肉用温水洗净，青笋切成丝。炒锅烧热，下猪油、放入肉丝、笋丝炒几下，放酱油、盐，烹入黄酒，投入浸泡过的枸杞子，翻炒3分钟，淋入芝麻油，佐餐食用。

# 枸杞子莲子汤

**原料：**枸杞子25克，莲子200克。

**用法：**莲子去心，放锅中，加清水煮2粉钟，放入洗净的枸杞子，再煮10分钟，加白糖调味食用。

# 银耳枸杞子羹

**原料：**鸡肝100克，水发银耳15克，枸杞子5克，茉莉花24朵，水豆粉、黄酒、生姜汁、食盐适量。

**用法：**鸡肝洗净，切成薄片，放碗中，加水豆粉、黄酒、姜汁、食盐拌匀待用；银耳洗净，撕成小片，用清水浸泡待用；茉莉花择去花蒂，洗净，放入盘内；枸杞子洗净，待用。将汤匀置火上，放清汤，加黄酒、姜汁、盐，随即下入银耳、鸡肝、枸杞子烧沸，打去浮沫，待鸡肝刚熟，装入碗内，将茉莉花撒入碗内，佐餐食用。

# 枸杞蜜膏

**原料：**生晒参10克，枸杞子、生地黄各100克，杏仁、茯苓各50克，天冬25克，蜂蜜500克。

**用法：**杏仁去皮尖后，连同枸杞子、天冬、茯苓一并捣碎备用；另研捣生地黄取汁，然后将地黄汁、蜂蜜一并入锅煎；加入人参粉末，一并熬作稠膏，至入水不散为止。每日2次，每服2匙，温酒化开服用。

> **识药心得**
>
> 　　枸杞子丸以枸杞子、干地黄、天冬和蜜作丸，治疗劳伤虚损，肾虚腰膝酸软。
>
> 　　枸杞子平而不热，有补水制火之能。枸杞子、五味子，用滚水泡，代茶饮，用于虚劳不足，防治注夏虚病。
>
> 　　枸杞子疗肝风血虚，眼赤痛痒昏翳。枸杞子浸酒，每日饮之，治疗头晕目昏或当风眼泪。

枸杞子主渴而引饮，肾病消中。单用枸杞子一味，蒸熟嚼食，每日2次，一次3克，辅助治疗糖尿病轻型。近代名医张锡纯自述，在年过50后，每夜睡觉时，觉心中发热，即饮凉水数口，到天亮则壶中水往往所剩无几，后来改为临睡前嚼服枸杞子30克，凉水即可少饮1杯，晨起后觉心中格外镇静，精神格外充足。

# 四十一、女贞子

本品为木樨科植物女贞的成熟果实。它性平，味甘、苦；归肝、肾经。功能补肾滋阴，养肝明目，多用于头昏目眩、腰膝酸软、遗精、耳鸣、须发早白、骨蒸潮热、目暗不明。

女贞子果实与果皮中含有齐墩果酸、乙酰齐墩果酸、熊果酸、甘露醇、葡萄糖、棕榈酸、硬脂酸、油酸、亚油酸等。种子含有脂肪酸14.9%，其中棕榈酸与硬脂酸为19.5%，油酸亚麻酸等为80.5%。它能对免疫系统产生重要影响：使腹腔巨噬细胞的吞噬百分数及吞噬指数均显著增加，用于免疫功能低下患儿，不仅能使淋巴母细胞转化率、玫瑰花结形成率均显著增加，而且植物血凝素皮试反应强度也增加，有明显的增强机体免疫功能的作用。

它有升高白细胞的作用，对环磷酰胺所致的白细胞减少有治疗效果。其所含齐墩果酸对肝损伤有一定的保护作用。

它有强心、利尿、降血脂、抗动脉硬化及缓下等作用；能增加冠状动脉血流量，改善微循环，提高心输出量，降低中心静脉压力，而起到强心作用。它能改善高血压患者的头晕目眩，改善冠心病患者的胸闷、心前区疼痛和心电图变化。实验提示女贞子有降低血胆固醇与甘油三酯的作用，对主动脉搏脂质斑块的形成有消退作用。

女贞子一次用量为6~15克。它在传统的丸、散、膏、丹里用得较为普遍，现代多用于煎剂、浸酒、熬膏，成药有丸剂、冲剂、口服液等，居家可用作药膳的原料。以女贞子为主要原料烹制的药膳，多用于白细胞减少症、营养不良、肺心病、支气管哮喘、慢性肾炎、慢性胃炎、慢性肝炎等。

注意：女贞子多用易致滑肠，如脾胃虚寒泄泻者，不宜应用。《本草新编》：女贞实，近人多用之，然其力甚微，可入丸以补虚，不便入汤以滋益。与熟地黄、枸杞子、南烛、麦冬、首乌、墨旱莲、乌芝麻、山药、桑椹、茄花、杜仲、白术同用，真变白之神丹也，然亦为丸则验，不可责其近功。《神农本草经逢原》：女贞，性禀纯阴，味偏寒滑，脾胃虚人服之，往往减食作泻。

## 女贞滋补鸡

**原料：**嫩鸡约750克重者1只，女贞子、熟地黄、白芍、当归各30克，枸杞子15克，盐、黄酒、高汤适量。

**用法：**宰鸡，去毛，剖腹去肠杂，洗净，放沸水中煮2分钟，取出洗净；女贞子、熟地黄、白芍、当归加水浸1小时，用沙布袋包裹；枸杞子洗净。将药袋放鸡腹内，再将鸡放砂锅中，加高汤、黄酒、盐盖好，用小火炖1小时，加枸杞子再炖30分钟，弃药袋，佐餐食用。

## 滋肾肝膏汤

**原料：**猪肝250克，熟地黄10克，桑椹10克，酒炒女贞子10克，肉苁蓉6克，枸杞子10克，菟丝子6克，车前子6克，精盐、黄酒、鸡汤、生姜片、鸡蛋清，胡椒粉、熟鸡油、葱适量。

**用法：**熟地黄、桑椹、女贞子、肉苁蓉、菟丝子、车前子烘干研成细末；枸杞子去杂质，用温水泡胀；猪肝除去白筋，用刀背捶成茸，盛碗内，加清水调匀，用筛子滤去肝渣备用；生姜洗净切片，葱切成段，放入肝汁中浸泡10分钟后，拣去备用。将鸡蛋清、精盐、胡椒粉、黄酒及中药粉末加肝茸内调拌均匀，入笼用旺火蒸15分钟，使肝汁、药汁相结合成膏至熟。炒锅置旺火上，倒入清汤，加盐、生姜、葱、胡椒粉、黄酒烧开，然后倒入肝膏碗内，撒上枸杞子，滴上鸡油即成，佐餐食用。

## 女贞补虚汤

**原料：**兔肉250克，女贞子、石斛、枸杞子各15克，北沙参、怀山药、红枣各30克，砂仁3克，葱段、生姜片、黄酒、盐适量。

**用法**：兔肉用温水洗净，切作块，放锅中煮沸分钟，捞出沥干；女贞子、石斛、砂仁分别烘干，加工成粉末，过筛取粉；北沙参、山药、红枣、枸杞子洗净，加水浸1小时。将兔肉、北沙参、山药、红枣一并放砂锅中，加水足量，放葱段、生姜片，用小火炖煮1小时，加盐，放入加工好的女贞子、石斛、砂仁粉末，再煮3分钟；去葱段、生姜片，吃兔肉，喝汤，北沙参、山药、红枣、枸杞子一并吃下。

## 女贞子火锅

**原料**：猪肝150克，女贞子10克，山慈菇100克，胡萝卜150克，香菇15克，粉丝100克，时令蔬菜适量，鸡汤、精盐、酱油、黄酒、糖适量。

**用法**：女贞子洗净，加水煎煮取汁；猪肝洗净，切作片；山慈菇、胡萝卜洗净，切片；香菇用温水浸胀，洗净，切作丝；蔬菜洗净，备用。火锅内放足量的汤，先放胡萝卜片，用旺火煮，待胡萝卜煮软时，将山慈菇放入，倒入女贞子药汁，并放酱油、精盐、黄酒、糖，煮开后放猪肝、粉丝、香菇及时令蔬菜，趁嫩吃。

## 二子麦冬饮

**原料**：枸杞子12克，女贞子12克，麦冬15克，冰糖30克。

**用法**：枸杞子、女贞子、麦冬一并放砂锅中，加水浸1小时，煎煮取汁；冰糖加水化开，兑入药汁中，分数次饮用。

## 女贞子酒

**原料**：女贞子、枸杞子各200克，墨旱莲、桑椹各300克，白酒2000克。

**用法**：女贞子、枸杞子、墨旱莲分别洗净，烘干；桑椹洗净，晾干。将女贞子等四药同放大口瓶中，加白酒，盖好瓶口，放置15天，滤取酒，另瓶盛贮，每日2次，每次30毫升。

识药心得

　　女贞子能滋养肝肾之阴，为清补良药，常与桑椹子、墨旱莲等配伍，治疗肝肾阴亏，头晕耳鸣、眼目昏糊、头发早白等。女贞子浸酒中一日夜，擦去皮，晒干，研为末；另取墨旱莲捣汁熬浓，和末做成丸子，用酒送服。能使体力增加，老人不再起夜。又能变白发为黑色，强腰膝，起阴气。

　　二至丸以女贞子与墨旱莲制丸，于临睡前用温酒送服，用于补腰膝，壮筋骨，强肾阴，乌髭发。女贞汤以女贞子、生地、龟甲、当归、茯苓、石斛、花粉、草薢、牛膝，车前子、淡菜，加水煎服，治疗肾受燥热，淋浊溺痛，腰脚无力，久为下消。

# 四十二、墨旱莲

　　本品为菊科植物鳢肠的干燥地上部分。它性寒，味甘、酸；归肝、肾经。功能养阴益肾，凉血止血，多用于牙齿松动、须发早白、眩晕耳鸣、腰膝酸软，以及吐血、衄血、尿血、血痢、崩漏下血、外伤出血等各种出血病症。

　　全草含皂苷1.32%，烟碱约0.08%，并含鞣质、维生素A、多种噻吩化合物等。它对心血管系统、中枢神经系统都有一定的药理作用。

　　（1）对心血管系统的作用：应用豚鼠离体心脏观察到墨旱莲有增加冠脉流量作用，并使心电图T波改变得到改善。亦有试验表明，小白鼠在常压缺氧情况下注射墨旱莲能明显延长生命，在减压缺氧耐力的情况下，同样可提高小鼠的存活率：给药组的存活率为76.5%，对照组为23.5%，$P < 0.05$；两组差异显著。作用快，维持时间长，且毒性小，口服给药LD50为163.4 ± 21.4克/千克，安全系数为700~750倍。

　　（2）镇静及镇痛作用：墨旱莲对小白鼠的镇静及镇痛作用非常显著，总黄酮作用不如总成分。

　　（3）止血作用：将狗的股动脉半切断，用墨旱莲叶粉敷出血处，并稍加压迫，有良好的止血效果。水提物亦有显著止血作用。

　　墨旱莲一次用量为6~12克。在传统多用于煎剂，现代成药入丸剂、片剂、胶囊等，居家可用作茶饮、甜点、面点、药膳的原料。注意：脾肾虚寒者忌服。

## 美容乌发糕

**原料：**黑芝麻500克，白糖250克，熟猪油200克，制首乌100克，怀山药粉、墨旱莲、酒女贞子各50克。

**用法：**将何首乌、墨旱莲、酒女贞子三味洗净去杂质，晾干，烘干研成粉末。芝麻淘洗干净，沥干水分，入锅炒干后研成细末，与白糖、山药粉和匀，放入猪油，反复揉匀，装入糕箱盒内按压，切成约50克的方块，上笼蒸熟，即可食用。

## 枣莲参苓饮

**原料：**生晒参6克，大枣10个，鲜墨旱莲50克，茯苓15克，冰糖适量。

**用法：**大枣洗净，加水浸半天，连同墨旱莲、生晒参、茯苓一并放砂锅中，加水煎取汁服用，生晒参、大枣一并吃下。

旱莲草大枣汤

**原料：**墨旱莲30克，大枣20个，饴糖50克。

**用法：**墨旱莲和大枣洗净，一并放锅中，加水适量，煨汤，熟后去渣，调入饴糖，吃枣喝汤。

**说明：**本膳一是补血，二是养胃，对于虚劳面黄、神疲头晕、睡眠多梦，以及胃十二指肠球部溃疡出血、失血性贫血都有治疗作用。

## 旱莲猪肝汤

**原料：**墨旱莲30克，黄芪15克，当归10克，生姜6克，猪肝60克，食盐适量。

**用法：**将猪肝放沸水中3分钟，切片；墨旱莲、黄芪等加水煎煮取汁。将药汁放锅中，烧沸后放入猪肝，待熟，用盐调味食用。

## ▨ 滋阴止血汤

**原料：** 猪肾1对，丹皮20克，生地、女贞子、墨旱莲各15克，麦冬、玄参各10克，肉汤、姜、葱及盐适量。

**用法：** 猪腰子从中间剖开，去臊腺内脂，切薄片，过一下沸水备用。丹皮、生地、麦冬、女贞子、墨旱莲、玄参用纱布包好，连同猪腰放锅中，加肉汤、生姜、葱，放盐，旺火煮沸后改用小火炖1小时，去生姜、葱，调好味食用。

**说明：** 本膳滋肾养阴，凉血止血，对于排卵期出血，伴有手足心热、心烦口干、腰膝酸痛、痤疮者尤其适宜。

## ▨ 人参旱莲草粥

**原料：** 人参6克，墨旱莲30克，粳米80克，白糖适量。

**用法：** 墨旱莲加水煎煮取汁，以药汁代水，放粳米煮粥。人参加工成粉末，在米糊粥成时调入，加糖调味食用。

---

**识药心得**

墨旱莲能养阴而益肝肾，可用于治疗肝肾不足，头晕目眩，头发早白等症。二至丸以墨旱莲与女贞子合用，熬膏和丸，临卧用酒送服，补腰膝，壮筋骨，强肾阴，乌髭发。

还多用于牙齿松动，肾虚齿疼；用于阴虚血热的各种出血症候如咯血、吐血、尿血、便血等症；用于妇科病证。

---

# 四十三、龟甲

龟甲为龟科动物乌龟的背甲及腹甲。它性微寒，味咸、甘；归肝、肾、心经。功能滋阴潜阳，益肾强骨，养血补心，多用于阴虚潮热、骨蒸盗汗、头晕目眩、手足瞤动、筋骨痿软、心虚健忘。

龟甲一次用量为9~24克。它在传统的丸、散、膏、丹里用得较为普遍，现代多用于煎剂、作散、浸酒、熬膏，成药入丸剂、片剂、胶囊、口服液等，居家可用作甜点、药膳的原料。

## 龟肉百合大枣汤

**原料：**龟肉1只，百合50克，大枣30克。

**用法：**杀龟，去净内脏，用沸水烫泡一下，洗净切块。百合、大枣洗净，与龟肉一并放砂锅中，加冰糖适量，并放水，先用武火煮沸，后用文火炖2小时，即成，分2次作点心食用。也可不用冰糖，加盐烧成咸味，佐餐食用。

## 玉米须炖龟

**原料：**乌龟1只，玉米须100克（干品50克），葱、生姜、精盐、黄酒适量。

**用法：**将玉米须洗净，装入纱布袋内，扎紧口；将乌龟放温热水中，令其排尽尿液，再用沸水把它烫死，除去头、爪和内脏，洗净，与纱布药袋一起入砂锅内，加姜片、葱节、精盐、黄酒，注入清水适量。砂锅用武火烧沸，再改用文火炖至龟肉熟烂，除去玉米须袋和龟甲食用。

## 乌龟四物煲

**原料：**乌龟1只，大蒜30克，熟地黄30克，当归15克，川芎15克，赤芍15克，补骨脂15克，山楂50克，食盐适量。

**用法：**杀乌龟，去内脏，用温水洗净；熟地黄等药加水浸1小时，煎取汁。将乌龟、大蒜放瓦罐中，加煎好的药汁，放食盐，用文火煲1小时，佐餐食用。

**说明：**本膳所用的熟地黄、当归、川芎和赤芍，即补血名方四物汤的配方，补骨脂有温肾益精的作用，诸物与乌龟同用，使能养血益精，山楂配大蒜，活血行瘀，适宜于养血调补食用。

## 山药杞子乌龟煲

**原料：** 乌龟1只，山药30克，枸杞子15克，黄豆100克，生姜、盐适量。

**用法：** 将龟放温水中，水逐渐加热，使其排尽尿液，烫死后剖开，去肠杂，洗净斩块；山药取药店买的饮片，连同黄豆、炮山甲加水浸半天；枸杞子加水浸10分钟。把全部原料放瓦罐中，放生姜，并加足量水，盖好，用文火炖2小时，加食盐调味，佐餐食用，山药、枸杞子一并吃下。

## 土茯苓煲乌龟

**原料：** 乌龟1只，土茯苓150克，黄芪30克，生姜、食盐适量。

**用法：** 乌龟放盆中，倒入热水，洗净后宰杀，剖腹去肠杂，清洗干净；土茯苓、黄芪放砂锅中，加水煎煮30分钟，去渣取汁；将龟肉、生姜放瓦罐中，加药汁，用文火煲1小时，放食盐再煮5分钟，佐餐食用，吃肉喝汤。

## 龙凤龟汤

**原料：** 乌龟1只，鸡肉、龙骨各60克，冬菇6个，生姜、盐适量。

**用法：** 乌龟洗净，去头、脚爪尖、尾，龟甲壳及龟肉分别斩件；鸡肉洗净、斩件；生姜洗净，冬菇浸软洗净去蒂。把全部用料放锅中，加清水足量，用武火煮沸，改用文火煲3小时，去龙骨、龟壳，加盐调味食用。

识药心得

龟甲能滋肾阴而潜浮阳，可用于肾阴不足、骨蒸劳热、潮热盗汗，或阴虚阳亢以及热病伤阴、阴虚风动等症。

龟甲益肾而健骨，可用于腰脚痿弱，筋骨不健，以及小儿囟门不合。

龟甲有滋阴益血的功效，能益肾阴而通任脉，且性平偏凉，故可用于血热所致的崩漏等症。

龟甲益肾阴而通任脉，能滋阴潜阳、补血止血，治阴虚发热、血热崩漏，又可用于难产。还用于妇女胎前产后痢疾，女子赤白带下，阴痒。

龟甲经过熬制，可制成龟甲胶。龟甲胶功能滋阴养血，主治阴虚潮热，骨蒸盗汗，腰膝酸软，血虚萎黄。

龟肉也有很好的药用价值，用于治湿痹，风痹，筋骨疼痛，久年寒咳，夜多小便，小儿遗尿，痔疮下血，血痢，子宫脱垂。

# 四十四、鳖甲

鳖甲为鳖科动物鳖的背甲。它性平，味咸；归肝、脾、肾经。功能滋阴潜阳，散结消癥，退热除蒸，多用于阴虚发热、劳热骨蒸、虚风内动、闭经、癥瘕、久疟疟母。

鳖甲含动物胶、角蛋白、碘质、维生素D等。它有强壮、免疫促进等多种药理作用。

（1）强壮作用：鳖甲能明显提高小鼠耐缺氧能力和抗冷冻作用，可延长小鼠游泳时间，有抗疲劳作用。

（2）免疫促进作用：鳖甲能显著提高小鼠空斑形成细胞的溶血能力，促进溶血素抗体生成；并增强小鼠迟发型超敏反应。

（3）其他作用：鳖甲能抑制结缔组织的增生，可消失结块；并具有增加血浆蛋白的作用，可用于肝病所致的贫血。

鳖甲的一次用量为9~30克。它在传统的丸、散、膏、丹里用得较为普遍，现代多用于煎剂、作散、熬膏，成药有丸剂、片剂、胶囊等，居家可用作药膳的原料。

## 虫草大枣炖甲鱼

原料：甲鱼500克重者1只，冬虫夏草10克，大枣20克，葱、生姜、大蒜、黄酒、盐、鸡清汤适量。

**用法：**将宰好的甲鱼切成4块，放入锅中，煮沸3分钟，割开四肢，去掉腿油，洗净；把甲鱼放汤碗中，上放洗净的虫草和用开水浸泡过的大枣，加黄酒、盐、葱段、生姜片、大蒜和鸡清汤，隔水蒸2小时，拣去葱、姜，佐餐食用。

## 怀杞乌鸡煲甲鱼

**原料：**竹丝乌鸡1只（净重约500克），甲鱼肉500克，怀山药、枸杞子各15克，生姜、盐、黄酒适量。

**用法：**竹丝乌鸡、甲鱼肉斩件加姜片飞水洗净。将山药片、杞子连同甲鱼、竹丝鸡放锅中，加足量清水，放盐、黄酒，加盖，用旺火煲30分钟，至出味转为慢火煲3小时食用。

## 参杞甲鱼煲

**原料：**甲鱼300克重者1只，红参6克，枸杞子30克，山药30克，熟地黄15克，盐适量。

**用法：**杀甲鱼，去内脏，用沸水冲烫一下，洗净，切作块；红参、枸杞子、山药、熟地黄加水浸1小时。将甲鱼放瓦罐内，加红参、枸杞子等，连同所浸的水一并倒入，放食盐，加水足量，用文火煲2小时，分2~3次食用，红参、枸杞子、山药、熟地黄等一并嚼食。

## 甲鱼补肾煲

**原料：**甲鱼约500克重者1只，枸杞子20克，怀山药30克，熟地黄15克，女贞子15克，白蒺藜10克，火腿肉30克，生姜、葡萄酒、盐适量。

**用法：**杀甲鱼，用沸水烫洗干净，剁成小块；熟地黄等药加水浸1小时，用小火煎1小时，取汁浓缩备用；火腿肉用温水洗一下，切成丝；枸杞子洗一下，加水浸10分钟。将甲鱼肉放瓦罐中，倒入药汁，放生姜，盖好，用文火煲1小时，放枸杞子、火腿肉，加食盐再煮5分钟，淋上葡萄酒，佐餐食用。

## 杞虫草炖甲鱼

**原料：** 甲鱼1只，瘦猪肉120克，怀山药、杞子、黄芪各20克，冬虫夏草40克，陈皮10克，黄酒、盐适量。

**用法：** 活甲鱼放入沸水中，排尽尿液，剖洗干净，去外表、内脏和脂肪。山药、枸杞子、陈皮、黄芪、冬虫夏草及瘦猪肉分别用清水浸透洗净。全部放炖盅内，加适量凉开水，盖上炖盅盖，放锅内，隔水炖4小时，放盐、黄酒调味，佐餐食用。

## 鳖鱼滋肾羹

**原料：** 300克以上重鳖鱼1只，枸杞子15克，熟地黄30克，盐或糖适量。

**用法：** 鳖鱼放沸水锅中烫死，剁去头爪，揭去鳖甲，掏去内脏，洗净，切成小方块。鳖肉放砂锅内，再放入洗净的枸杞子、熟地黄，加水适量，用武火烧开后改用文火炖熬2小时，随喜欢加盐或糖食用。

杀鳖取甲，用水浸泡，去净皮肉，洗净，晒干，即生鳖甲，主要用于滋阴潜阳。

净砂放锅内炒热，加净鳖甲，炒至表面微黄色为度，取出筛去砂子，置醋盆内略浸（每鳖甲50千克，用醋15千克），取出，用水漂洗，晒干，即醋鳖甲，也叫炙鳖甲，主要用于软坚散结。

鳖甲能滋肝肾之阴而潜纳浮阳，可用于肾阴不足、潮热盗汗，或阴虚阳亢，以及热病伤阴、阴虚风动等症。鳖甲能软坚散结，且可破瘀通经，可用于久疟、疟母、胸胁作痛以及月经不通、癥瘕积聚等症。

鳖甲经熬制可得鳖甲胶。鳖甲胶功能补肾滋阴，适用于肾阴虚亏。用量3~9克。

鳖肉入药，味甘，性平；归经：肝、肾。功能滋阴补肾，清退虚热；主治虚劳羸瘦，骨蒸痨热，久疟，久痢，崩漏，带下，癥瘕，瘰疬。注意：脾胃阳虚及孕妇慎食。

# 四十五、蜂蜜

蜂蜜为蜜蜂科昆虫中华蜜蜂或意大利蜂所酿的蜜。它性平，味甘；归肺、脾、大肠经。功能补中，润燥，止痛，解毒，多用于脘腹虚痛、肺燥干咳、肠燥便秘；外治疮疡不敛、水火烫伤、乌头毒。

蜜因蜂种、蜜源、环境等的不同，其化学组成差异甚大。最主要的成分是果糖和葡萄糖，含量合计约70%；尚含少量蔗糖（有时含量颇高），麦芽糖、糊精、树胶，以及含氮化合物、有机酸、挥发油、色素、蜡、植物残片（特别是花粉粒）、酵母、酶类、无机盐等。蜂蜜对创面有收敛、营养和促进愈合作用，有润滑性祛痰和轻泻作用。

蜂蜜一次用量为3~30克。蜂蜜应采用非金属容器如陶瓷、玻璃瓶无毒塑料桶等容器来贮存。蜂蜜以新鲜为好，一般情况的保质期为18个月。但封盖成熟浓度高的蜂蜜也能保质多年。应保存在低温避光处。注意防止串味、吸湿、发酵、污染，不得与有异味物品、腐蚀性的物品、不卫生的物品同储存。注意：痰湿内蕴、中满痞胀及肠滑泄泻者忌服。

## 蜂蜜陈皮饮

**原料：**蜂蜜50克，生甘草9克，陈皮6克。

**用法：**将甘草、陈皮放锅中，加水煎取汁，冲入蜂蜜，一天内分3次服用。

## 枣蜜茶

**原料：**大枣10枚，蜂蜜50克，绿茶10克。

**用法：**大枣洗净，加水浸1小时，放锅中煮沸15分钟后放入绿茶，稍煮片刻，取汁冲入蜂蜜即成。每日2次，分上下午服用，大枣可一并吃下。

## 四仁膏

**原料：**核桃仁1000克，桃仁500克，柏子仁、松子仁各300克，蜂蜜1500克。

**用法：** 将柏子仁等四物各捣如泥，然后混合一处，调入蜂蜜，即成。每日早晚各1次，一次取2羹，用开水冲服。

**说明：** 本膏方出自《卫生总微》，功能润燥补虚，益智延年，用于调治记忆力减退，眩晕头痛，大便秘结。

## 润肠膏

**原料：** 新鲜威灵仙、生姜、蜂蜜各120克，真麻油60克。

**用法：** 威灵仙洗净，捣取汁；生姜捣取汁；蜂蜜煮沸，去浮沫。各物同放锅中，用文火煎，熬成膏。每日不计其次数，用开水冲服。

**说明：** 本膏方出自《医学正传》，主治膈噎，大便燥结，饮食良久复出，及朝食暮吐，暮食朝吐。原书谓一料未愈，再服一料。本方在《保命歌括》被称为秘方润肠膏。

## 润肺膏

**原料：** 羊肺1具，杏仁、柿霜、真酥、真粉各50克，蜂蜜100克。

**用法：** 羊肺洗净，杏仁细研，合另四味，加水搅黏后灌入肺中，煮熟炖烂，熬制成膏。

**说明：** 本膏方在《医方类聚》中有载录，主治久嗽、肺燥、肺痿。医家王孟英说，失血则燥，燥则火旺肺润枯，治法应清火润肺。本方以羊肺为主，诸味之润者佐之，而真粉之甘凉，不仅清肺金，更能培脾土。

## 朱紫蜜膏

**原料：** 人参、胎盘各30克，枸杞子、怀山药、生地黄各500克，茯苓、天冬、麦冬、杏仁各250克，牛蹄筋1副，蜂蜜500克。

**用法：** 将杏仁去皮尖后，与枸杞子、天冬、麦冬一并捣碎，备用；茯苓、怀山药、人参加工成粉末，过筛取粉；生地黄捣汁，备用；胎盘加工成粉末，过筛取粉备用。将牛蹄筋放锅中，加水焖烂，捣成糊，再加生地黄汁、蜂蜜，煮沸后，加杏仁、枸杞子、天冬、麦冬等，煎至汁稠；将茯苓、人参、怀山药等粉末，徐徐倒入，边倒边搅，使熬成膏滋。每日晨、晚各1次，每次2匙，用沸开水冲服。

识药心得

蜂蜜，又叫蜂糖、蜜糖。春至秋季采收，取纯净的蜂蜜，用文火熬炼，过滤去沫药。呈半透明，带光泽，浓稠，色白至淡黄色或橘黄色至黄褐色，久置或遇冷渐有白色颗粒状结晶析出。气芳香，味极甜。

《纲目》：蜂蜜，其入药之功有五：清热也，补中也，解毒也，润燥也，止痛也。生则性凉，故能清热；熟则性温，故能补中；甘而和平，故能解毒；柔而濡泽，故能润燥；缓可以去急，故能止心腹肌肉疮疡之痛；和可以致中，故能调和百药而与甘草同功。张仲景治阳明结燥，大便不通，蜜煎导法，诚千古神方也。

蜂蜜多作甜点的原料，在膏方及滋补丸药中，多用之，主要原因要于它有一定的黏性，并能矫味，还能发挥滋补脾胃、缓和药性的作用。对于干咳、久咳等，在使用化痰止咳药如枇杷叶、款冬花、紫菀、百部等时，多用蜂蜜拌炒，即蜜炙。还常兑入药酒中，起护胃及缓和药性的作用。

# 四十六、银耳

银耳为寄生在腐木上的银耳科植物银耳的子实体。它性平、味甘、淡；归肺、胃、肾经。功能滋阴润肺，益气和血，养胃生津，多用于虚劳咳嗽、肺痿、咯血、痰中带血、虚热口渴、崩漏、便秘等。民间作滋补品食用。近来还用于防治高血压、血管硬化、白细胞减少症和癌症等。

银耳含有蛋白质、氨基酸、酶、多糖、无机盐和维生素B等。银耳蛋白质中含大量的脱氧核糖核酸和16种氨基酸；酶类有辅酶Q10、β-甘露糖苷酶、β-N-乙酰-D-氨基葡萄苷；多糖类有酸性杂多糖A、酸性杂多糖B、酸性杂多糖C、中性杂多糖、酸性低聚糖；无机盐有钠、钾、钙、镁、铁、磷、硫等。它有增强机体免疫功能、兴奋骨髓造血功能等多种药理作用。

（1）增强机体免疫功能：银耳制剂可促进T细胞和B细胞增多，增加淋巴细胞转化率，并显著提高免疫球蛋白G、A及总补体滴定度水平；银耳多糖能显著提高巨噬细胞的吞噬功能。

（2）兴奋骨髓造血功能：银耳多糖a能对抗致死剂量的60钴伽马射线或注射环磷酰胺所致的骨髓抑制。实验表明，在放疗组，接受多糖a治疗者，骨髓有核细胞比对照组多186%；在化疗组，接受多糖a治疗者，骨髓有核细胞较对照组多77.1%。

（3）抗癌作用：银耳多糖能增强机体在抗原刺激下产生特异性免疫，对肿瘤的治疗展示了良好的前景。银耳中的酸性异多糖能抑制小鼠S180肉瘤的生长。

银耳还能促进蛋白质和核酸的合成。

有人用银耳糖浆治疗慢性气管炎和慢性肺源性心脏病435例，有效率达80%以上。其有效成分为由木糖、甘露糖、岩藻糖、葡糖醛酸和葡萄糖组成的银耳芽孢酸性杂多糖。

中国医科院放射医学研究所等用银耳孢糖治疗放、化疗和其他原因引起的白细胞减少症226例，白细胞数较治疗前升高50%的78例，白细胞数较治疗前升高30%的69例，总有效率为65.04%。其中放疗87例，有效率为64.97%；化疗例，有效率为66.1%；其他80例，有效率为65%。

银耳一次用量为3~9克，通常炖煮做甜点食用，也常作为菜肴原料与其他荤素食品配伍用法菜肴。不管单用还是配合用，银耳均宜先加水浸发，剪去黑根用。

## 双色牡丹

**原料：**干银耳、鸡茸各10克，豆腐500克，干贝50克，熟火腿片40克，鸡蛋清4只，熟肥膘100克，黄酒、精盐、芡粉适量。

**用法：**干贝放在碗中，加葱、姜、黄酒及清水少许，上笼蒸熟后撕成丝；银耳发透洗净，加精盐，上笼蒸至熟而不烂；火腿片刻成牡丹花瓣型，豆腐过筛隔细，熟肥膘斩细，与鸡茸一起放碗里，加蛋清、黄酒、精盐、生粉，顺一个方向搅拌成豆腐鸡茸。取1/3豆腐鸡茸，入菠菜汁拌匀，成绿色豆腐鸡茸，抹成球型，放入盘（抹底油）中央，球上中间放少量干贝丝作花蕊，周围排放牡丹花瓣型的火腿片，构成一朵红牡丹；余下的豆腐鸡茸紧围在绿色豆腐茸四周，上面均匀排放一朵一朵的银耳，银耳中间放少量干贝丝作花蕊，构成白牡丹；锅中加鸡汤，加精盐，沸后勾薄芡，起锅浇在红、白牡丹上，佐餐食用。

## 鸡茸银耳

**原料：**鸡脯肉100克，干银耳15克，火腿肉末、杏仁各10克，薏苡仁、猪肥膘各25克，鸡蛋清3只，鸡汤、酱油、盐适量。

**用法：**银耳加水浸发，去蒂洗净，放碗中，加高汤，上笼用旺火蒸透，取出滗去汁；鸡脯肉、猪肥膘、杏仁分别斩成细泥，拌和放碗中，加精盐、蛋清、鸡汤，用筷子搅拌成鸡茸糊；薏苡仁加水浸半日，然后用小火煮熟。炒锅置文火上，放入生粉水慢搅至乳白色时，加白酱油调匀，放入薏苡仁、鸡茸糊，用文火烧，铁勺不断搅动，倒入银耳翻炒几次，起锅装在盘中，撒上火腿末，佐餐食用

## 银耳肉丝

**原料：**瘦猪肉200克，干银耳30克，青辣椒、大葱各25克，鸡蛋清1只，精盐适量。

**用法：**银耳加水浸发，与瘦猪肉分别切成丝；将肉丝加黄酒，用蛋清、精盐、生粉浆好待用。炒锅放油，烧至六七成热时，将浆好的肉丝下油锅划散，捞出沥去油，原锅放葱丝、青辣椒丝翻炒，再放银耳丝，肉丝翻炒几次后，加调料颠炒，佐餐食用。

## 雪耳炖白鸽

**原料：**白鸽1只，银耳30克，猪瘦肉100克，火腿肉20克，生姜3片，黄酒、盐适量。

**用法：**银耳浸透洗净；白鸽宰洗净，去脏杂，置沸水中稍滚片刻；猪瘦肉洗净，火腿肉切片。各物一并放炖盅中，放生姜，加适量水，盖好。将炖盅放锅中，隔水炖3小时，放黄酒、盐调味，佐餐食用。

## 枸杞子银耳蛋

**原料：**银耳20克，枸杞子25克，冰糖100克，鸡蛋2枚。

**用法：**将银耳水发后除蒂，枸杞子洗净后沥尽水，打蛋取清。煮沸后加蛋清、冰糖，再沸腾后加银耳、枸杞子，炖3分钟即可食用。

## 银耳雪蛤羹

**原料：**水发雪蛤油25克，水发银耳50克，油菜、冬笋、火腿、黄酒、花椒水、盐、高汤适量。

**用法：**雪蛤油洗净，剔去筋，除去黑子；油菜、冬笋、火腿切成小象眼片。把银耳、雪蛤油用开水泡开，捞出。勺内放高汤，加黄酒、花椒水、精盐、银耳、雪蛤油、火腿、油菜、冬笋，汤烧开后撇去浮沫后食用。

**识药心得**

最早介绍银耳的是清代叶小峰著的《本草再新》。随后，《本草问答》《饮片新参》《增订伪药条辨》等亦先后做了介绍。

银耳子实体色白，间或带黄色，半透明，呈鸡冠状，有平滑柔软的胶质皱襞，成扁薄而卷缩如叶状的瓣片，灿然若花；用手指触碰，即放出白色或黄色的黏液。

干燥的银耳，呈不规则的块片状，由众多细小屈曲的条片组成，外表黄白色或黄褐色，微有光泽。质量好的银耳，耳花大而松散，耳肉肥厚，色泽呈白色或略带微黄，蒂头无黑斑或杂质，朵形较圆整，大而美观。银耳无味道，新鲜的银耳，无酸、臭、异味。新鲜或者泡发后的银耳是白色的，晒干或烘干后的正常颜色为金黄色。如干银耳呈白色是熏过硫黄漂白过的，选购时可取少许试尝，如对舌有刺激或有辣的感觉，证明是用了硫黄熏制的。

贮藏：取干燥的银耳，装入食品袋内，密封，置阴凉干燥处，可半年不变质。如遇高温、黄梅季节，应把银耳连塑料袋置冰箱冷藏室贮藏。银耳受潮后，宜晾干，或者用不透明纸覆盖，放在太阳下晒，不能太阳光直接照射，以防银耳变色。

# 四十七、燕窝

燕窝为雨燕科动物金丝燕及多种同属燕类用唾液或唾液与绒羽等混合凝结所筑成的巢窝。它性平，味甘；归肺、胃、肾经。功能养阴润燥，益气补中，多用于虚损、痨瘵、咳嗽痰喘、咯血、吐血、久痢、久疟、噎膈反胃。

天然燕窝含水分10.40%，氮物质57.40%，脂肪微量，无氮提出物22.00%，纤维1.40%，灰分8.70%。去净毛的燕窝，其灰分为2.52%，可完全溶解于盐酸，内有磷0.035%，硫1.10%；含蛋白质数种，其氮的分布为：酰胺含氮10.08%，腐黑物含氮6.68%，精氨酸含氮19.35%，胱氨酸含氮3.39%，组氨酸含氮6.22%，赖氨酸含氮2.46%，单氨含氮50.19%，非氨含氮7.22%。燕窝又含氨基己糖及类似黏蛋白的物质。灰分中以钙、磷、钾、硫为多。

从燕窝水提取物中得到一种黏病毒血凝反应抑制剂，对各种流感病毒的神经氨酸酶是敏感的，但尚缺乏可检验的血型抗原。金丝燕类黏蛋白的抗病毒谱是宽的，包括流感病毒的A2（Asian）毒株。实验表明金丝燕类黏蛋白不仅是流感病毒血凝反应的有效抑制剂，也是一种中和传染性（使病毒失活）病毒的有效物质。金丝燕类黏蛋白的组成中含大量唾液酸，有可能具抗炎作用。它含有蛋白质、多种氨基酸和钙、磷、钾、硫等多种元素，有滋补强壮作用。

燕窝一次用量为3~9克，多作甜点炖食，名贵膏方中也常采用。贮藏：先将燕窝放入密封的燕窝保鲜盒内，再存放于冰箱。如不慎沾上湿气，可放在冷气口风干，不可焙烘或以太阳晒干。如发现燕窝有轻微发霉，可用牙刷加少许水擦净，风干即可；如燕窝已发霉到黑色，则不能再食用。注意：肺胃虚寒，湿痰停滞及有表邪者忌用。

## 冰糖燕窝

**原料**：燕窝4克，冰糖3克。

**用法**：燕窝加用纯净水，放于自然通风处，加温水浸胀后，用镊子将浮起的小燕毛夹出，用纯净水清洗两遍，按纹理撕成细条；冰糖用凉开水浸化，滤去渣。把燕窝、冰糖水放炖盅中，隔水用文火炖2个小时，作点心食用。

**说明**：据《内经类编试效方》介绍，燕窝、冰糖顿食数次，治老年疟疾及久疟，小儿虚疟，胎热。《本草纲目拾遗》介绍，治翻胃久吐，服人乳，多吃燕窝。炖制时，冰糖水可在出锅后调入。

## 燕窝炖梨

**原料**：燕窝3克，白梨1个，冰糖适量。

**用法**：将燕窝用纯净水浸泡4个小时，用小镊子将浮起的小燕毛夹出，再用纯净水过滤清洗两遍，按纹理撕成细条；白梨削去皮，去心，切成小块；冰糖用凉开水浸化，滤去渣。把燕窝、梨、冰糖水一并放炖盅中，隔水用文火炖2个小时食用。

## 人参燕窝煲

**原料**：生晒参3克，燕窝6克，高汤适量，冰糖50克。

**用法**：生晒参放饭上蒸软，切成薄片；燕窝浸冷水中泡开，拣去杂质，淘净；把燕窝、生晒参片同放小煲中，加冰糖，放高汤足量，用文火煲1小时，至燕窝稠黏，作点心食用。

**说明**：《救生苦海》治噤口痢方，用燕窝与人参隔汤炖熟，徐徐食之。人参配用燕窝，补气益阴，适宜于疲乏无力、头晕目糊、记忆力下降、久咳无痰者食用。

## 白及冰糖燕窝

**原料**：燕窝10克，白及15克，冰糖适量。

**用法**：燕窝与白及同放瓦锅内，加水适量，隔水炖至极烂，滤去渣，加冰糖再炖片刻即成。

## 玉竹燕窝煲

**原料：** 燕窝15克，玉竹100克，冰糖30克，高汤适量。

**用法：** 将玉竹洗一下，加水浸1小时；燕窝放在盛有开水的大碗内，加盖浸泡2小时后，拣去绒毛和污物，洗净，放碗中，加水，放蒸笼内蒸30分钟后，燕窝涨发透，捞出备用。把燕窝、玉竹放瓦罐中，加高汤至足量，放冰糖，用旺火煮沸后，改用文火炖2小时，分次作点心食用。

## 木瓜炖燕窝

**原料：** 鲜熟木瓜1/2个，燕窝3克，冰糖5克。

**用法：** 木瓜洗净外皮，用刀剖开，去除内核，用汤匙挖出木瓜肉，备用；将燕窝浸泡于清水中，约30分钟后倒掉浸过的水，再次加清水浸泡2小时，然后取出燕窝，和木瓜肉一同放进炖盅内。同时用第二次浸燕窝的清水煮溶冰糖，趁热加入，盖好，隔水炖两小时，待温后食用。

**识药心得**

燕窝功在益气补中，养肺滋阴，多用于肺结核、咯血、咳嗽、食道癌等需要滋润补益者。

用于肺结核：燕窝6克，西洋参3克，加水炖服。也可用燕窝加银耳10克，加水炖食，放冰糖调味食用。

用于慢性支气管炎：燕窝6克，银耳9克，冰糖15克。先将燕窝、银耳泡发，放入冰糖，隔水炖熟食用。

用于支气管哮喘：燕窝、白及各12克。一并放锅中，文火炖熟，过滤去渣，加冰糖调味饮用。

用于反胃呕吐：燕窝6克，牛奶250克。将燕窝加水泡发，隔水炖熟，煮沸后，兑入牛奶，搅和喝下。

# 四十八、天花粉

天花粉为葫芦科植物栝楼的根。它性凉，味甘、苦、酸；入肺、胃经。

功能生津，止渴，降火，润燥，排脓，消肿，多用于热病口渴，消渴，黄疸，肺燥咳血，痈肿，痔瘘。

天花粉含淀粉及皂苷、泻根醇酸、葫芦苦素、精氨酸、天冬氨酸、果糖、木糖等。天花粉蛋白注射液大鼠皮下给药有抗早孕作用。天花粉注射液对大鼠和小鼠有抗癌作用，还有抗艾滋病病毒，降血糖等作用。

天花粉一次用量9~12克。注意：脾胃虚寒大便滑泄者忌服。

## 天花粉粥

**原料**：天花粉15克，粳米50克。

**用法**：将天花粉切成薄片，加水煎煮30分钟，去渣取汁代水。粳米淘洗净，放锅中，以药汁代水煮粥食用。

## 山药花粉炖兔肉

**原料**：兔肉500克，山药、天花粉各60克，黄酒、盐适量。

**用法**：兔肉放沸水中焯3分钟，洗净，切成小块。山药和天花粉取现成药片，与兔肉块一并放锅中，加足量水，放黄酒、盐，用旺火煮沸改用小火炖煮至兔肉烂熟。

## 花粉山药羹

**原料**：天花粉150克，山药500克，银耳60克。

**用法**：天花粉、山药、银耳分别加工成细粉，装瓶备用。每日2次，每次30克，沸水冲服。

## 人参花粉饮

**原料**：生晒参3克，天花粉15克，冰糖适量。

**用法**：每日1料，将生晒参和天花粉同放大杯内，加冰糖适量，冲放沸水，加盖闷10分钟，作茶时时饮用，并随时添加沸水，喝至味淡为止。

用于热病烦渴：天花粉甘寒，既能清肺胃二经实热，又能生津止渴，常用于治热病烦渴，燥伤肺胃，咽干口渴。《仁斋直指方》天花散，配芦根、麦冬等同用；《温病条辨》沙参麦冬汤，配沙参、麦冬、玉竹等同用。

用于肺热燥咳：天花粉既能泻火以清肺热，又能生津以润肺燥，《杂病源流犀烛》滋燥饮，配天冬、麦冬、生地黄等治疗燥热伤肺，干咳少痰、痰中带血等肺热燥咳。《万病回春》参花散，配人参用于燥热伤肺，气阴两伤之咳喘咯血。

用于内热消渴：天花粉善清肺胃热、生津止渴，《千金方》）配麦冬、芦根、白茅根等药用，治疗积热内蕴，化燥伤津之消渴证；《仁斋直指方》玉壶丸，配人参治疗内热消渴，气阴两伤者。

用于疮疡肿毒：天花粉既能清热泻火而解毒，又能消肿排脓以疗疮，《妇人大全良方》仙方活命饮，与金银花、白芷、穿山甲等同用，治疗疮疡初起，热毒炽盛，未成脓者可使消散，脓已成者可溃疮排脓；《外科百效全书》银锁匙，配薄荷等分为末，用西瓜汁送服，治疗风热上攻，咽喉肿痛。

# 四十九、黑豆

黑豆又名黑大豆、乌豆。它性平，味甘；入脾、肾经。功能解毒利尿，祛风除热，调中下气，滋阴补肾，并有活血、明目的作用，多用于肾虚腰痛、血虚目暗、腹胀水肿、脚气、大便下血及妇女月经不调、闭经，并能解各种食物、药物中毒。黑豆的皮利水作用显著，常被用作解毒利尿剂。

黑豆含有较高的蛋白质、碳水化合物、维生素。所含的皂苷，有抑制脂肪吸收及促进其分解的作用，对防治肥胖症和动脉粥样硬化有良好的功用。含有的大豆酮有解痉作用，可用于缓解肌肉关节酸痛。

黑豆的一次用量为30克。以黑豆为主要原料烹制的药膳，多用于风湿热、病毒性肝炎、淋病、肾盂肾炎、糖尿病、多发性神经炎、阴道炎、子宫颈炎、盆腔炎、流行性结膜炎、贫血等。

## 黑豆炖猪肉

**原料：** 猪瘦肉250克，黑豆150克，盐适量。

**用法：** 猪瘦肉用温水洗净，切成1厘米见方的小块；黑豆加水浸1天，洗净；将黑豆与猪肉同放砂锅中，加水适量，先用武火烧沸，后改小火煨炖，待肉熟豆烂后，加盐调味，佐餐食用。

## 黑豆首乌鲜参肝片

**原料：** 猪肝250克，鲜人参6克，黑大豆50克，制何首乌15克，黄酒、精盐、白糖、湿淀粉适量。

**用法：** 将鲜人参洗净，切作薄片；制何首乌加水煎煮2次，取2次汁混合备用；猪肝剔除白筋，切成片，加湿淀粉拌匀；黑大豆加温水浸涨。炒锅置旺火上，倒入菜油烧至八成热，下大豆、人参片煸炒一下，倒入何首乌汁，煮沸后下猪肝，烹入黄酒，用文火焖至酥烂，加精盐、白糖，用湿淀粉勾芡，佐餐食用。

## 杞枣黑豆煲猪骨

**原料：** 生猪骨250克，枸杞子15克，大枣10枚，黑大豆30克。

**用法：** 大枣、黑大豆洗净，加水浸半天；生猪骨放锅中，加水煮沸，取出洗净。各物一并放砂锅中，加水至足量，炖煮至黑大豆熟，放食盐少许调味，佐餐食用。

## 黑豆煲甲鱼

**原料：** 活甲鱼约500克重者1只，黑大豆50克，盐适量。

**用法：** 宰甲鱼，剖腹去肠杂，用沸水浸1分钟，洗去衣膜，洗净；黑豆加水浸2小时。两物一并放锅中，用小火炖煮至熟，放盐调味，佐餐食用。

## 乌发女贞黑豆

**原料：** 女贞子、制首乌、黑芝麻、生地黄、生侧柏叶、墨旱莲各30克，川椒9克，大青叶12克，陈皮15克，黑大豆500克。

**用法：** 前9味煎两次，去渣，药液合并再煎为稀液，入洗净的黑大豆，煮至药汁吸收殆尽，取出黑大豆晾干，瓶贮。每次嚼食60粒，每日3次。

## 黑豆补肾酒

**原料：** 黑大豆120克，杜仲、枸杞子、怀牛膝、当归、川芎各40克，白酒1000毫升。

**用法：** 黑豆及其他各药烘干，一并放大口瓶中，加白酒，浸15天；滤取酒，另瓶盛贮，每日早晚各1次，每次15毫升。

识药心得

　　李时珍说"黑豆入肾功能多，故能治水，消胀下气，制风热而活血解毒"。

　　用于慢性肾炎：黑大豆、瘦猪肉一起炖煮食用。本方对于小儿遗尿也有效。

　　用于产后风湿：黑大豆炒熟，用黄酒煮，取汁温服。另方，治产后身痛，将黑大豆炒至半焦，与红枣一起浸黄酒中，半月后去渣饮酒。

　　用于眩晕：黑豆30克，浮小麦30克，加水煎服。

　　用于肺结核：雪梨2个洗净切片，黑大豆30克，加水用文火炖烂熟服食。

　　用于坏血病：山楂、黑大豆、白糖各120克。黑豆和山楂捣碎，连同白糖放锅中，加水煮沸，再加黄酒60克，一次服下。

# 五十、阿胶

　　阿胶为马科动物驴的干燥皮或鲜皮经煎煮、浓缩制成的固体胶，又叫驴皮胶。它性平，味甘；归肺、肝、肾经。功能补血止血，滋阴润肺，多用于血虚诸证，虚劳咯血、吐血、尿血、便血、血痢，妊娠下血、崩漏，以及阴虚心烦失眠、肺虚燥咳、虚风内动之痉厥抽搐。

阿胶含骨胶原、蛋白质、微量元素等，其所含的蛋白质属动物类胶性蛋白，对人体有亲和力，对机体有特殊的补养作用，其营养成分适宜于吸收利用，能发挥良好的补养作用。研究表明，阿胶具有提高红细胞数和血红蛋白，促进造血功能的作用，还可提高血液中血小甲含量；阿胶有非常显著的抗疲劳作用，能使体质增强；它能显著提高耐缺氧能力，增强耐寒冷能力；可提高肺功能，增强防御呼吸道疾病的能力。

阿胶还有助于补充钙质，避免骨质疏松，改善中老年因缺钙而出现的各种衰老病症；它可促进细胞再生，防止进行性肌变性症的发生；它有促进健康人淋巴细胞转化作用，同时也能提高肿瘤患者的淋巴细胞转化率，用以治疗肿瘤，可使症状改善，寿命延长。

阿胶一次用量为9~15克。它在传统的丸、散、膏、丹里用得十分普遍，现代用于煎剂、浸酒、作散、熬膏；成药入丸剂、胶囊、冲剂、糖浆、口服液等，居家可用作茶饮、甜点、药膳的原料。以阿胶为主要原料烹制的药膳，多用于白细胞减少症、血小板减少性紫癜，其他如妇女产后调理多用之。注意：内有瘀滞，脾胃虚弱、消化不良以及有表证者，均不宜。

## 胶艾饮

**原料：**阿胶10克，艾叶10克，红糖25克。

**用法：**把阿胶放杯中，加沸开水，再把杯子放锅中，隔水炖，边炖边用筷子搅动，至阿胶完全化开。将艾叶放砂锅中，加水浸1小时，煎取汁，连煎2次；合并2次煎汁，兑入化开的阿胶浆，加红糖搅和。每日1剂，分2次温服。

**说明：**汉代名著《金匮要略》治妊娠腹痛方胶艾汤，主治虚寒腹痛，主证有妊娠小腹冷痛、绵绵不止、形寒肢冷、面少血色、食欲减退、大便稀溏等。本方以阿胶补肾益精，加艾叶暖宫散寒，对于妊娠腹痛属于精亏有寒者较为适宜。

## 胶蜜汤

**原料：**炒阿胶6克，连根葱白3根，蜂蜜2匙。

**用法：**葱白洗净，放锅内，加阿胶炖煮，边用小火炖，边不住手搅动，至阿胶化开，去葱白，兑入蜂蜜即成，于食前温服。

**说明：**本方出自中医古籍《仁斋直指方》一书，有着养血生津、润肠通便及延缓衰老的作用，适宜于治疗老人及体质虚弱，或大出血后精血亏虚出现的大便干涩病症。

## 阿胶鸡子汤

**原料：**阿胶12克，鸡子2枚，冰糖30克。

**用法：**先将阿胶加水200毫升煎沸，边煮边搅动，使阿胶完全溶化；磕开蛋，放阿胶中，煮至蛋熟，兑入冰糖，空腹时作点心食用。

## 阿胶参乳汁

**原料：**阿胶10克，鲜人参30克，蜂乳25克，白糖30克。

**用法：**阿胶放杯中，冲入沸水，再将杯放锅中，隔水炖烊；鲜人参洗净，切成小片，放锅中，加水煮沸，用小火焖半小时，住火待凉，过滤取汁。将蜂乳倒入锅内，用冷开水250毫升调匀，置火上加热，放白糖，不断搅拌均匀，住火待凉；把人参汁、阿胶倒入蜂乳白糖汁中，不断搅拌至均匀，待凉后于空腹时服下。

## 阿胶枸杞膏

**原料：**阿胶、枸杞子、核桃仁、红糖各250克，黄酒500克。

**用法：**枸杞子洗净，放锅中蒸熟；核桃仁用盐炒过，捣烂。阿胶用黄酒浸一昼夜，放锅中用旺火蒸两小时，改用小火，用筷子将阿胶搅化，放入枸杞子、核桃仁、红糖，不住手搅动，熬煮20分钟后住火放凉，用洁净瓷瓶盛贮。每日2次，每次取1匙，用沸水化开，于空腹时服下。

## 鸡子阿胶酒

**原料：** 鸡子黄4个，阿胶40克，青盐适量，黄酒500毫升。

**用法：** 鸡蛋打破，去蛋清留蛋黄，备用；将酒倒坛中，隔水用小火上煮沸，下阿胶，搅至阿胶化尽，下鸡子黄、青盐，拌匀，再煮数沸后离火，待冷后贮入净器内。每日早晚各服1次，每次15~20毫升。

## 阿胶参鳔羹

**原料：** 阿胶15克，红参3克，鱼鳔3克，莲肉15克，鹿茸3克。

**用法：** 先把阿胶放杯中，加黄酒，再把杯子放锅中，隔水炖烊；红参、鱼鳔、鹿茸加工成粉末，过筛取粉；莲肉加水浸半天，去心，放锅中，加水炖熟。将阿胶浆倒入莲肉中，再调入红参等粉末，加红糖调味食用。

**识药心得**

人的生长发育，起居劳作，都以阴血精液作为基础，所以也都适宜用阿胶来滋补健身。医家说得好：服用阿胶，对于"女子血枯，男子精少，无不奏功"。

阿胶的主要功用是补血，被称为是"补血圣药"，善于治血虚诸症，用于血虚萎黄，眩晕，心悸。

阿胶善于止血，对一切失血之症，均可应用，以咯血、便血、崩漏等用之较为适宜。

阿胶能滋阴而润燥，用于热病伤阴，虚烦不眠。

阿胶与麦冬、沙参、马兜铃等配伍，养阴润肺止咳，治疗阴虚咳嗽。

阿胶还可用于治疗便秘、久痢，虚风内动等。

# 五十一、熟地黄

熟地黄为玄参科植物地黄的块根经加工炮制而成。它性微温、味甘；归肝、肾经。功能补血养阴，填精益髓，多用于肝肾阴虚，腰膝酸软、骨蒸潮热、盗汗遗精、内热消渴、心悸怔忡、眩晕耳鸣、须发早白，以及妇女月经不调、崩漏下血。

熟地黄含有丰富的葡萄糖、甘露醇、铁质维生素A、多种氨基酸等有益成分。它有多种药理作用。

（1）对骨髓造血系统的影响：熟地黄水煎剂给失血性贫血小鼠灌服每只0.5克，每日1次，连续10日，可促进贫血动物红细胞、血红蛋白的恢复，加快多能造血干细胞及红系造血祖细胞的增殖、分化作用。

（2）对血液凝固的影响：熟地黄能显著抑制肝脏出血性坏死灶及单纯性坏死。对高脂食物引起的高脂血症，脂肪肝及大鼠内毒素引起的肝静脉出血症，均有抑制血栓形成的作用。认为对纤溶酶原的激活作用，是抗血栓形成的作用机制。

（3）对免疫系统的影响：熟地黄醇提取物给小鼠灌服，对受角叉菜胶抑制的巨噬细胞功能有明显的保护作用；对抗体形成细胞有抑制作用。

（4）对心血管系统的影响：酒熟地黄及蒸熟地黄都有显著的降压作用，收缩压和舒张压均显著下降。

（5）其他作用：它还有抗氧化、调节异常的甲状腺激素状态等作用。

熟地黄一次用量为10~30克。它在传统的丸、散、膏、丹里用得十分普遍，现代多用作煎剂、浸酒、熬膏；成药用于丸剂、胶囊、口服液等，居家可用作粥饭、药膳的原料。

注意：熟地黄性黏腻，有碍消化，凡气滞痰多、脘腹胀痛、食少便溏者忌服。对证重用久服者，可配用陈皮、炒仁，防止黏腻碍胃。

## 熟地猪蹄煲

原料：猪蹄500克，熟地黄20克，酸枣仁10克，葱、生姜、黄酒、盐、胡椒粉、芝麻油适量。

用法：油菜从中间顺长剖开。猪蹄洗净，从中间顺骨缝劈开，再从关节处斩成块，下入沸水锅中焯透捞出。砂锅中放入清汤、黄酒、熟地黄、酸枣仁包好放入，烧开，下猪蹄块、葱段、生姜片烧开，煲至猪蹄熟烂，拣出葱、姜、药包不用，放盐炖至熟烂，加胡椒粉，淋入芝麻油食用。

## 参地虫草鸡

**原料：** 乌骨鸡1只，冬虫夏草、党参各10克，熟地黄、黄精各15克，生姜、葱结、黄酒、精盐适量。

**用法：** 冬虫夏草用清水洗净；宰鸡，去毛及内脏，洗净，切作块；将鸡块、冬虫夏草、党参、熟地黄、黄精一并放汽锅中，加生姜、葱结、黄酒、精盐等，再加少许清汤，上蒸锅蒸2小时，佐餐食用。

## 汽锅乌鸡

**原料：** 乌骨鸡1只，熟地黄、黄精各15克，冬虫夏草、党参各10克，生姜、黄酒、盐适量。

**用法：** 宰鸡，去毛及内脏，洗净，切作块；将鸡块、冬虫夏草、黄精、熟地黄、党参一并放汽锅内，加生姜，再加少许清汤，上蒸锅蒸2~3小时，放黄酒、盐调味，分餐食用。

## 人参熟地枸杞子酒

**原料：** 红参20克，熟地黄800克，枸杞子300克，白酒5000毫升。

**用法：** 将红参及另2药同放坛内，倒入白酒，加盖密封，每日摇动1次，半月后药汁析出，用纱布滤取酒。另取冰糖500克，捣作细末，放水2大碗，煮沸使之化开，滤去渣，放凉后兑入酒中，搅匀后再过滤1次，盛贮备用。每日1次，一次饮服25~50毫升。

## 固本酒

**原料：** 干地黄、熟地黄、天冬、麦冬、茯苓各60克，人参30克，白酒6000毫升。

**用法：** 将生晒参及其他药物同放坛内，加酒密封，放置15天，即可取酒饮服。每日2次，一次30毫升。

**说明：**本酒出自《摄生众妙方》，有补虚损、乌须发的作用，适宜于调治形体虚弱，头昏耳鸣，少寐健忘，腰膝酸软，头发早白。

## 养神酒

**原料：**熟地黄90克，龙眼肉、枸杞子、茯苓、怀山药、莲子肉、当归身各60克，薏苡仁、酸枣仁、续断、麦冬各30克，木香、大茴香各15克，丁香6克，白酒3000毫升。

**用法：**将茯苓、怀山药、薏苡仁、莲肉加工成细末，与其余药物一并用洁净纱布袋盛贮，放坛中，加白酒封固，隔水炖煮2小时，取出后静置数日即成。每日2次，一次30毫升。

**说明：**本方出自《同寿录》，有健脾养血、安神定志的作用，适宜于调治心脾两虚，神疲乏力，心神不宁，心悸失眠。

**识药心得**

　　熟地黄甘温质润，补阴益精以生血，为养血补虚之要药。与当归、白芍、川芎同用，即补血名方四物汤，治疗血虚萎黄、眩晕、心悸、失眠，以及月经不调、崩中漏下等。心血虚心悸、怔忡，多与安神药同用；崩漏下血而致血虚血寒，少腹冷痛者，多与补血止血、温经散寒药同用。

　　熟地黄质润入肾，善滋补肾阴，填精益髓，为补肾阴之要药。在六味地黄丸中，熟地黄与山药、山茱萸等同用，补肝肾，益精髓，治疗肝肾阴虚，腰膝酸软、遗精、盗汗、耳鸣、耳聋及消渴等，也用于治疗阴虚骨蒸潮热，精血亏虚须发早白，肝肾不足五迟五软等。

　　熟地黄养血止血，可治疗崩漏等血虚出血证。

# 五十二、当归

　　当归为伞形科植物当归的根。它性温，味甘、辛；归肝、心、脾经。功能补血活血，通窍益智，《本草正》说它能养营养血，补气生精，安五脏，强形体，益神志，凡有形虚损之病，无所不宜。多用于治疗血虚面色萎黄、眩晕心悸、失眠、月经不调、经闭、痛经、崩漏；血虚肠燥便秘；

血虚血瘀，腹中疼痛、肢体麻木。

当归含有挥发油、蔗糖、多糖、氨基酸、维生素等，具有扩张冠状动脉、增加血流量、营养心肌、扩张周围血管、降低动脉血压及改善肺通气、提高机体防御功能等作用，其所含当归多糖和阿魏酸能显著地提高巨噬细胞的吞噬功能，提高机体的非特异性免疫功能。实验研究证实，当归对健康人的淋巴细胞转化有促进作用，对小鼠T淋巴细胞功能也有明显促进作用。它能明显提高小鼠羊红细胞抗体溶血素的产生和血清中抗体的效价，促进体内单核细胞的吞噬功能，并具有很强的干扰素诱生作用。

当归一次用量为3~9克。它在中医传统的丸、散、膏、丹里用得十分普遍，现代多用作煎剂、浸酒、作散，熬膏；成药用于丸剂、胶囊、冲剂、口服液、注射液等，居家可用作茶饮、药膳的原料。以当归为主要原料烹制的药膳，多用于支气管哮喘、血栓闭塞性脉管炎、慢性肝炎、鼻炎、多发性神经炎、贫血等。

注意：湿阻中满及大便溏泄者慎服。《本草正》强调：惟其气辛而动，故欲其静者当避之，性滑善行，大便不固者当避之。凡阴中火盛者，当归能动血，亦非所宜，阴中阳虚者，当归能养血，乃不可少。若血滞而为痢者，正所当用，其要在动、滑两字；若妇人经期血滞，临产催生，及产后儿枕作痛，具当以此为君。

## 猪蹄通乳丹

**组成：**当归60克，生晒参、生黄芪各30克，麦冬15克，木通、桔梗各9克，猪蹄2个，盐适量。

**用法：**将生晒参放碗中，加水浸1小时，切作薄片备用；生黄芪等放砂锅中，加水浸1小时后煎取汁，连煎2次，合并煎汁备用；猪蹄用温水洗净，放锅中，加生晒参片、中药煎剂，一并煮至猪蹄熟，用盐调味，佐餐食用。烧制时，也可将生晒参等用洁净纱布包裹，连同猪蹄放锅中，煮熟，加红糖调味食用。

**说明：**本方出自《傅青主女科》，功能补气血，通乳汁，适宜于调治产后体虚，乳少或全无，乳质清稀，面色无华，神疲乏力，饮食减少。

# 当归牛肉片

**原料：** 牛肉300克，当归15克，洋葱、土豆各200克，胡萝卜、罐头青豌豆各100克，葱、生姜、猪油、酱油、盐、胡椒粉、湿淀粉适量。

**制法：** 当归放砂锅中，加水用小火煎1小时，连汁带渣备用；牛肉用温水洗净，切成片，用湿淀粉浆过；洋葱、土豆、胡萝卜分别洗净，切成薄片。将炒锅放旺火上，倒入猪油，烧至七成热，下生姜丝煸炒一下，放入牛肉稍加煸炒，随后下土豆、洋葱、胡萝卜片，加酱油、盐，并加水适量，炖烧至熟。将当归煎汁连渣一并倒入砂锅中，煮沸后加胡椒粉稍煮后离火，倒在盘中，撒上罐头青豌豆、葱花，佐餐食用。

# 当归面筋

**原料：** 当归10克，面筋400克，水发香菇、冬笋各75克，番茄1个，菜油、盐适量。

**用法：** 当归研成粉末，过筛取粉备用；香菇、冬笋切成片，番茄切成豆粒状。把面筋放入油锅中炸成黄色捞出，与香菇、冬笋、番茄一同入锅，加水烧沸，改用小火炖20分钟，调入当归粉末、盐，稍煮后佐餐食用。

# 归参山药炖猪腰

**原料：** 猪腰500克，当归10克，党参、山药各20克，生姜、大蒜、菜油、黄酒、酱油、醋、精盐适量。

**用法：** 当归、党参、山药洗净；猪腰剔去筋膜、臊腺，水浸2~3小时，洗净；将当归、党参、山药、猪腰同放锅中，加水适量，用文火炖40~60分钟。取出猪腰，用冷开水漂一下，切成腰花状；用猪油起油锅，放入腰花略炒，烹入黄酒、酱油、醋，加生姜丝、大蒜末、精盐略滚几下，佐餐食用。

**说明：** 本方出自《百一选方》。适宜于补虚强身食用。神疲乏力，腰膝酸软，遗精，小便频数，妇女带下者，坚持食用，对提高体质，改善症状有好处。

## 当归羊肉羹

**原料：** 羊肉500克，黄芪、当归、党参、生姜片各10克，盐适量。

**用法：** 将羊肉洗净，切成小块，放沸水中煮1分钟，取出洗净；黄芪、当归、党参加水浸1小时，用洁净纱布包裹。将药袋与羊肉同放锅中，加生姜片，并加足量水，用小火煨煎，至羊肉半熟时，调入盐少许，再用小火将羊肉煨至熟烂，捞去布包药渣，吃肉喝汤。

## 归地龟板酒

**原料：** 当归40克，龟甲、黄芪各30克，生地、茯神、熟地黄、党参、白术、麦冬、陈皮、山萸肉、枸杞子、川芎、防风各15克，羌活、五味子各12克，肉桂10克，白酒10升。

**用法：** 上药共研为粗末，用布袋包好，放坛中，倒入白酒，封闭半月即可饮用。每日一次，每次30毫升。

当归既能补血，又能活血，故有和血的功效，为治血病的要药。因长于调经，尤为妇科所重视，凡妇女月经不调、血虚经闭、胎产诸症，为常用的药品。因能活血，故可用于调经，为妇科常用时药品。

当归功能补血，常与黄芪、党参等配伍，用于各种血虚体弱证，治疗血虚体弱，面色萎黄，眩晕心悸。

当归甘温而润，辛香善于行走，治疗气滞血瘀病证，与祛风湿药配伍，治疗风湿痹痛。

当归具有良好的活血作用，用于跌打损伤瘀痛，痈肿血滞疼痛，产后瘀滞腹痛，风湿痹痛及经络不利等。

当归养血润燥，常与肉苁蓉、生首乌等配伍，用于血虚肠燥便秘。

# 五十三、何首乌

何首乌为蓼科植物何首乌的块根。它性微温，味苦、涩，制熟则味兼；归肝、肾经。功能生用润肠通便，解毒截疟；制用补肝肾，益精血。多用于血虚头昏目眩、心悸、失眠；肝肾阴虚，腰膝酸软、须发早白、耳鸣、遗精，以及肠燥便秘、久疟体虚，风疹瘙痒、疮痈、瘰疬、痔疮等。

何首乌含蒽醌类，主要为大黄酚和大黄素，其次为大黄酸、大黄素甲醚和大黄酚蒽酮等（炙过后无大黄酸）。此外，含淀粉45.2%、粗脂肪3.1%、卵磷脂3.7%等。它有降血脂、降血糖、抗菌等作用。

（1）降血脂作用：给家兔同时喂饲何首乌和胆甾醇，其所形成的动脉粥样病变较单喂胆甾醇之对照组轻，血清胆甾醇水平亦较低，体外试验何首乌能与胆甾醇结合，在兔肠道能减少胆甾醇的吸收。首乌延寿丹对实验性动脉粥样硬化的鸽，无论是药物与胆甾醇同时应用，或用胆甾醇形成高胆甾醇血症后给药，均能显著降低血清胆甾醇。

（2）对血糖的作用：给家兔口服煎剂后30~60分钟内血糖量上升达最高度，然后逐渐降低，6小时后血糖量比正常低0.03%。

（3）抗菌作用：何首乌对人型结核菌、福氏志贺菌试管实验有抑制作用。

（4）其他作用：何首乌中提出的大黄酚，能促进肠管的运动，并能骤减神经的时值，促使神经兴奋，增加肌肉时值，使肌肉麻痹。何首乌对离体蛙心有兴奋作用，特别对疲劳的心脏，强心作用更显著。将何首乌茎部新鲜乳汁涂抹于小鼠耳的腹面，抹药后，耳的腹面及背面均见增厚，其在组织学上的变化与用磷脂类所得之结果相似，可用来治疗瘰疬。

何首乌一次用量，生首乌6~9克，制首乌9~15克。制首乌在传统的丸、散、膏、丹里用得十分普遍，现代用于煎剂、浸酒、作散、熬膏；成药入丸剂、片剂、胶囊、冲剂、糖浆、口服液等，居家可用作茶饮、甜点、粥饭、药膳的原料。

注意：大便溏泄及有湿痰者不宜。

## 首乌麦冬瘦肉煲

**原料：**瘦猪肉150克，何首乌、芝麻各30克，麦冬20克，鲜山药100

克，生姜、盐适量。

**用法：** 瘦猪肉用温水洗一下，切成小块；何首乌洗净，切成薄片；山药刨去皮，切成片；芝麻炒过，麦冬加水浸30分钟。各物一并放瓦罐中，再放生姜，加清水适量，用文火煲1小时，加食盐调味，佐餐食用。

## 首乌黄豆烩猪肝

**原料：** 猪肝250克，黄豆50克，制何首乌15克，黄酒、精盐、白糖、湿淀粉适量。

**用法：** 制何首乌加水煎煮2次，取2次药汁混合备用；猪肝剔除白筋，切成片，加湿淀粉拌匀。炒锅置旺火上，倒入菜油烧至八分热，下黄豆煸炒至香气大出，倒入何首乌汁，煮沸后下猪肝，烹入黄酒，并用文火焖至酥烂，加精盐、白糖，并用湿淀粉勾芡，佐餐食用。

## 首乌枣蛋汤

**原料：** 制首乌20克，大枣10枚，鸡蛋2只，冰糖适量。

**用法：** 大枣洗净，连同何首乌放砂锅中，加水浸1小时，放入鸡蛋，加水至足量，炖煮20分钟，去蛋壳后放回，加冰糖煮20分钟，去药渣，喝汤吃蛋。

## 何首乌鲤鱼汤

**原料：** 活鲤鱼约250克重1条，何首乌10克，花椒粉适量。

**用法：** 何首乌加水适量，文火煎1小时，取汁备用；鲤鱼去胆囊，洗净，不去鳞，保留鱼卵及内脏，切下头，将头从中切成两半，鱼身切成段。锅内加水适量，煮开，放入鲤鱼，用小火煮2小时，加首乌煎汁，并加花椒粉，稍煮即可，吃鱼，喝汤，佐餐食用。

## 首乌大枣粥

**原料：** 制首乌20克，大枣10枚，粳米30克。

**用法：**大枣洗净，加水浸涨，连同所浸之水放锅中，加制首乌及淘净的粳米，加水至足量，共煮成粥，去首乌食用。可加糖调味。

## 乌须酒

**原料：**制何首乌1000克，生地黄120克，核桃仁、莲子肉、蜂蜜各90克，全当归、枸杞子各60克，麦冬30克，生姜汁20克，糯米5000克，细曲300克。

**用法：**先将何首乌洗净，加水煮过，捣烂；余药加工成粗末，与何首乌一起用洁净纱布袋盛贮，扎口备用；细曲捣成细末，备用；再将生地黄用酒洗净，放入煮首乌的水中煮，待水渐干时，用文火煨，至水汁尽后，取出捣烂备用；最后将糯米置锅中，加水用小火煮成粥，倒入净坛中，待冷后加细曲末，均匀，加盖密封，待5日后开封。将生地黄倒入酒糟中，均匀，加盖密封，经5日后开封，压榨去糟渣，贮入净坛中；再将药袋置于酒中，加盖。将坛置锅中，隔水加热约90分钟后取出，埋入土中，经5日后，破土取出酒坛，开封，去掉药袋，将蜜炼过，倒入酒中，搅拌均匀，再用细纱布过滤1遍，装瓶备用。每日2次，一次30毫升。

**说明：**本酒配方出自《寿世保元》，有补肝肾、益精血的作用，适宜于调治须发早白，腰膝酸软，体倦无力，精神萎靡，食欲不振，面色憔悴，大便秘结。

识药心得

何首乌有生用与制用的不同，制用有制首乌与九制首乌的区别。

生首乌，即挖出来的何首乌晒干后直接入药。它含有大黄酚、大黄素、脂肪酸等成分，有促进肠蠕动的作用，主要用于治疗瘰疬疮痈、风疹瘙痒、肠燥便秘、痔疮便血。

制首乌，是何首乌经过煮熟后晒干的首乌制品。它补肝肾作用显著，又有补血作用，可治疗血虚萎黄、头晕目眩、头发早白等。制首乌还能降血脂及胆固醇、增强机体抗氧化能力、减少自由基损害机体的致衰作用、增强免疫力、帮助睡眠、健脑益智。对于长期无法安睡、记忆力下降的人群，有很好的补益效果。

九制首乌，是何首乌经过九次反复蒸晒，蒸制时加用黑豆汁与黄酒拌匀。如此炮制，首乌的泻下作用明显减弱，糖含量显著增加，主要功用为补肝肾，乌须发。许多人是冲着乌须发而服用何首乌的，必须用制首乌，最理想的是经过九次蒸晒的九制首乌。发为血之余，许多头发问题都是因为肝肾不足、气血亏虚引起的，而何首乌能治白发，主要原因是它能养血益肝，固精益肾。精血旺盛，脏腑经脉得到补充和滋养，面色才会红润，头发也会乌黑有光泽。所以，治疗血虚头晕、腰膝软弱、筋骨酸痛、肢体麻木、男子遗精的膏方中，会选用制首乌、九制首乌。

何首乌不管是生的还是制过的，少量、短时间服用是没问题的，但长期服用一定要在医生指导下进行。

# 五十四、白芍

白芍为毛茛科植物芍药除去外皮的根。它性微寒，味苦、酸；归肝、脾经。功能养血敛阴，柔肝止痛，平抑肝阳，多用于肝血亏虚，月经不调、经行腹痛、崩漏、自汗、盗汗；肝气不和，胁肋脘腹疼痛、四肢拘挛作痛；肝阳上亢，头痛、眩晕等。

白芍含有芍药苷、牡丹酚等，有镇痛、痉、抗炎等多种作用。它能增强机体的免疫功能。研究表明，白芍在体内和体外均能促进巨噬细胞的吞噬功能，对细胞和体液免疫均有增强作用。

白芍一次用量为6~12克。在传统的丸、散、膏、丹里白芍用得十分普遍，现代用于煎剂、浸酒、作散、熬膏；成药入丸剂、片剂、胶囊、冲剂等。以白芍为主要原料烹制的药膳，多用于白细胞减少症、病毒性心肌炎、慢性肝炎、子宫颈炎等。注意：虚寒腹痛泄泻者慎服。

## 白芍炖猪肉

**原料：**猪肉250克，白芍30克，龙眼肉15克，红糖30克。
**用法：**白芍取药店购买的饮片，洗净，加水浸1小时；猪肉用温水洗净，切成块。将猪肉、龙眼肉、白芍连同所浸的水一并放炖盅内，加红糖，隔水炖熟；吃肉喝汤，龙眼肉一并吃下。

## 滋补鸡煲

**原料：**母鸡约750克重者1只，白芍、当归、薏苡仁各50克，香菇、干贝、淡菜各20克，火腿肉15克，生姜片、盐、黄酒、熟猪油、芝麻油、胡椒粉适量。

**用法：**宰鸡，去毛杂、内脏及头爪，放沸水中煮3分钟；白芍、当归、薏苡仁加水浸2小时，前两味用纱布包裹；香菇洗净，加水浸发；火腿肉用温水洗过，切成薄片；干贝、淡菜用温水洗净，加热水浸发。将药袋、薏苡仁、香菇等一并放鸡腹内，将鸡放砂锅中，加水足量，加生姜片、盐、黄酒盖好，用小火炖2小时，去药袋，加胡椒粉调味食用。

## 四物乌鸡汤

**原料：**乌骨鸡约1000克重者1只，熟地黄、当归、白芍、川芎各10克，葱段、生姜块、黄酒、盐、胡椒粉适量。

**用法：**宰鸡，去毛及脚爪，剖腹，取出内脏，放沸水中余一下，再用清水洗净；当归、川芎、白芍、熟地黄加水浸1小时，装入洁净纱布袋内。将鸡及药包放砂锅中，将所浸之水一并倒入，放旺火上烧开后，撇去血泡浮沫，加生姜块、葱段、黄酒，改用小火炖至鸡肉和骨架松软，拣去药包、生姜块、葱段不用，加盐、胡椒粉调好味，吃鸡喝汤。

## 生地白芍粥

**原料：**生地、白芍各15克，粳米100克，冰糖30克。

**用法：**生地、白芍加水浸1小时，水煎取汁，连煎两次；取两次药汁代水，加淘洗过的粳米煮成粥，加冰糖调味食用。

## 益胃膏

**原料：** 白芍、红藤各200克，甘草、乌药各100克，木香、陈皮各75克，蒲公英300克。

**用法：** 据《中药成药制剂》，每日3次，一次12克，用开水冲服。本膏功能和胃缓急，理气止痛，主治胃及十二指肠溃疡病及慢性胃炎。

## 芍药枣仁安神茶

**原料：** 白芍15克，百合、酸枣仁、远志各5克。

**用法：** 将酸枣仁捣碎，百合切成小碎块，二物连同远志一并放茶杯内，倒入沸水，盖好，20分钟后即可饮用，边喝边加开水，至味全无为止。

**说明：** 本茶饮清心安神，适宜于调治心烦，失眠，健忘，多梦，神疲，腰酸，乏力。《新疆中草药手册》介绍，三药加水煎服，用于治疗神经衰弱心烦失眠

　　白芍能养血敛阴，治妇科疾患，常与当归、熟地黄、川芎等药配合应用。白芍、干姜，研成粉末，用黄酒送下，可治疗痛经。

　　白芍、干姜研成粉末，空腹，用米饮汤送服，治疗妇女赤白下，年月深久不瘥。

　　白芍与桂枝同用，能协调营卫，用以治疗外感风寒、表虚自汗而恶风；与龙骨、牡蛎、浮小麦等药同用，可敛阴潜阳，用治阴虚阳浮所致的自汗、盗汗。

　　白芍功能养血而柔肝，缓急而止痛，故可用于肝气不和所致的胸胁疼痛、腹痛及手足拘挛等。治胁痛，常与柴胡、枳壳等同用；治腹痛及手足拘挛，常与甘草配伍；治痢疾腹痛，可与黄连、木香等同用。

　　白芍生用，能敛阴而平抑肝阳，故可用于肝阳亢盛的头痛、眩晕，常与桑叶、菊花、钩藤、白蒺藜等同用。

# 五十五、紫河车

紫河车为健康人的干燥胎盘。它历来被推崇为补气养血、补肺润养、滋补肝肾、填精益髓、补脾养心、抗疲劳、延缓衰老的上等补品，治疗一切男女虚损不足病症。它性温，味甘咸；入肺、心、肾经。功能补气、养血、益精，多用于虚损羸瘦、劳热骨蒸、咳喘、咯血、盗汗、遗精、阳痿、妇女血气不足、不孕或乳少。

紫河车含有蛋白质、糖、钙、维生素、免疫因子、雌激素、类固醇激素、促性腺激素等。实验表明，它能增强人体的抵抗力，使机体耐力提高，并能减轻结核病变。胎盘制成的胎盘球蛋白，临床上用于被动免疫，提高人体免疫功能。它含有干扰素，有抑制病毒对人体细胞的不良作用，可用于预防或控制病毒感染。它含有糖蛋白成分，具有促进DNA合成的作用，能增强细胞活力。它有抗感染、增强抵抗力等多种作用。

（1）抗感染：经常使用的胎盘 γ–球蛋白，含有麻疹、流感等抗体，以及白喉抗毒素，可用以预防或减轻麻疹等传染病发生程度。其所含干扰素，有抑制病毒对人体细胞的不良作用，可用于预防或控制病毒感染。

（2）增强机体抵抗力：经动物实验证明，服用胎盘粉后，动物的耐力增强，并能够抑制脂肪的吸收，还有减轻结核病变等作用，均说明紫河车可以增强人体的抵抗力。紫河车含有的干扰素能提高免疫功能，故被制成胎盘球蛋白在临床上用于被动免疫。胎盘中含有的某种糖蛋白成分，经体外试验，确实具有促进DNA合成的作用，能增强细胞活力。

（3）激素样作用：胎盘可能含有绒毛膜促性腺激素、雌激素、孕激素等。因而，具有这些激素样的作用，可以起到兴奋性功能、促进排卵、促进乳汁分泌等。研究发现，口服的效果不很理想，而提炼成注射液注入，能取得较好疗效。

（4）影响血液凝结：胎盘中含有的所谓"尿激酶抑制物"，能抑制尿激酶对纤维蛋白溶酶原的"活化"作用，所以用它来治疗出血性疾病有一定效果，因为它不仅能稳定纤维蛋白凝块、促进创伤愈合，动物实验中还有抗组织胺的作用。

（5）强心、改善血供：紫河车入心经，能补养心血。近代，用胎盘提取物作离体试验，发现它能促进受抑制的心脏功能恢复。而且，胎盘蛋白中含有"肾素样"的升压物质，在调节血液循环方面，有其一定作用。

紫河车还用于诊断和治疗肿瘤。胎盘绒毛膜抽出液，对癌症患者皮内反应较健康人显著，有一定的诊断价值；而肿瘤患者经过手术、放疗、化疗后，呈现的气血不充、阴阳俱衰诸症，紫河车配以对症之药后，都能取得缓解病情、延长生存年限的功效。

紫河车一次用量为2~3克。在传统的丸、散、膏、丹里用得十分普遍，现代用于煎剂、作散、熬膏；成药入丸剂、胶囊、糖浆、口服液等，居家可用作甜点、面点、药膳的原料。以胎盘为主要原料烹制的药膳，多用于白细胞减少症、血小板减少症、贫血、支气管哮喘、慢性支气管炎等。

## 茭白炒胎盘

**原料：** 胎盘（鲜紫河车）1具，茭白肉200克，青辣椒100克，猪瘦肉150克，香菇60克，菜油、黄酒、盐适量。

**用法：** 胎盘用黄酒浸渍1天，漂洗干净，放沸水中冲洗去腥味，切成丝；猪瘦肉用温水洗过，切成丝，用湿淀粉挂浆；茭白、青椒、香菇分别切成细丝；炒锅烧热后，放菜油，待油至七成热，下肉丝煸炒至色白起锅。锅中再加菜油，待至七成热，下茭白、青椒、香菇及胎盘丝，稍炒几下，加黄酒、盐、水煮沸10分钟，下肉丝稍沸，用湿淀粉勾芡，佐餐食用。

## 胎盘炖老鸭

**原料：** 胎盘1具，老鸭约750克重者1只，冬虫夏草10克，芡实50克，生姜、盐适量。

**用法：** 胎盘剔去血筋，用清水浸泡1天，洗净，切成小块，放锅中煮沸，用凉水浸洗；宰鸭，去毛杂、内脏，用温水洗净；冬虫夏草用清水洗净；芡实加水浸半天。把全部原料放鸭肚内，将鸭放锅中，加清水适量，并加生姜、盐，用大火煮沸去浮沫，改用小火炖煮2小时，加盐调味，佐餐食用，冬虫夏草、芡实一并吃下。

# 河车肉馄饨

**原料：** 鲜胎盘1具，猪瘦肉200克，人参3克，怀山药15克，面粉（或买现成的馄饨皮子）、盐适量。

**用法：** 将胎盘洗净，酒渍3天，经常换水，漂洗净血水，与猪瘦肉同剁茸；人参、怀山药共研为细末，加肉茸中，放盐作馅。用馄饨皮包馅，煮沸水，下馄饨烧熟，作点心食用。

**说明：** 本膳中人参大补元气，怀山药健脾和中，紫河车填精益髓，猪瘦肉含有蛋白质、纤维素、铁红蛋白等有益物质，合而对养血保健有帮助。可用于益气养血，调治气血两亏，心悸不宁，神疲乏力，胸闷，失眠。

# 胎盘粉蒸肉

**原料：** 胎盘干粉15克，猪瘦肉300克，怀山药60克，粳米150克，鲜荷叶3张，白糖、盐、黄酒适量。

**用法：** 怀山药、粳米加工成粉末，与胎盘干粉和匀，并用盐拌制好，备用；鲜荷叶洗净，每张切成大小相等的4片。猪瘦肉用温水洗过，切成小块，用盐、白糖、黄酒拌匀，充分沾含加工好的粉末，用鲜荷叶包裹，排放于蒸笼中；将笼隔水蒸约30分钟，肉熟透即可食用。

# 河车炖排骨

**原料：** 胎盘1具，猪排骨300克，枸杞子20克，红枣30枚，生姜、盐适量。

**用法：** 将胎盘挑去血筋，用好酒浸渍3小时，再以泔水浸1宿，用清水漂洗净，切成小块，放沸水中煮2分钟。排骨切成小块，放锅中煮沸，去浮沫；将胎盘块、生姜加锅中，用大火煮沸后，改用小火慢炖，待酥，放入枸杞子，并加盐调味，佐餐食用。

## 胎盘山药羹

**原料：** 胎盘1具，怀山药、莲肉、薏苡仁各50克，冰糖适量。

**用法：** 怀山药、莲肉、薏苡仁磨成粉，过筛后备用；胎盘挑去血筋，用清水浸3天，洗净，放锅中煮熟，切成小块。将胎盘放锅中，加水足量，炖煮至熟烂，搅入研制好的各种药末，再煮5分钟，加冰糖调味食用。

紫河车为大补气血的药物，可治疗气虚乏力，劳损瘦弱，精血不足及肺虚喘咳病证。

紫河车配合白术、山药、茯苓、陈皮等，治疗脾虚食少，肺虚气短。朱丹溪说，紫河车治虚劳，气虚加补气药，血虚加补血药，以侧柏、乌药叶，俱酒洒，九蒸九曝，同之为丸，大能补益。

紫河车配合龟甲、牛膝、熟地黄、首乌等，治疗肝肾不足，阳痿遗精。

紫可车还用于不孕少乳。有报道，治疗母乳缺乏症：内服紫河车粉，一次0.5~1克，每日3次。给药时间一般从产后第3天开始。共观察57例，服用1天后见效者6人，2天见效者24人，3天见效者6人，4天见效者12人，5天见效者3人，6天见效者5人，7天见效者1人。

# 五十六、西红花

西红花是一种鸢尾科番红花属的多年生花卉。它性平，味甘；归心、肝经。功能养血活血，凉血化瘀，解郁安神，多用于月经后期或经闭、癥瘕、产后瘀血腹痛、忧郁痞闷、惊悸不宁、跌仆肿痛。

西红花含藏红花素、藏红花酸二甲酯、藏红花苦素、挥发油。又含丰富的维生素$B_2$。对子宫的作用。煎剂对小鼠、豚鼠、兔、犬及猫的离体子宫及在位子宫均有兴奋作用，小剂量可使子宫发生紧张性或节律性收缩，大剂量能增高子宫紧张性与兴奋性，自动收缩率增强，甚至达到痉挛程度，已孕子宫更为敏感；在家兔子宫瘘实验中，亦现兴奋作用，一次用药后，药效可持续4小时之久。小剂量对子宫亦可出现抑制，或先抑制后兴奋等作用，尤其是乙醇提取液应用于未孕家兔子宫时，多见抑制现象。

（1）对循环系统的影响：煎剂可使麻醉狗、猫血压降低，并能维持较长时间；对呼吸还有兴奋作用。降压时肾容积缩小，显示肾血管收缩；对蟾蜍血管亦呈收缩作用。在离体蟾蜍心脏上有较显著的抑制作用。

（2）其他作用：能延长小鼠的动情周期，以含番红花0.23%~2%的食物饲喂正常小鼠3周，阴道涂片检查全角化的持续时间从正常的1~2天延长至3~4天；停药后作用迅速消失。

西红花一次用量为0.2~3克。由于西红花药源紧缺，价格昂贵，一些不法商贩常常以假乱真，牟取暴利，使用时要注意鉴别。可用以下几种方法：①取样品一小片放在玻璃片上，加稀硫酸1滴，真品四周先出现深蓝色，渐变为紫色，后变棕红色；②取样品少许，浸入水中，真品水变为金黄色，水面无油状漂浮物，若水呈现红色，且水面有油状漂浮物者为伪品；③取样品少许，浸入水中，搅动，真品不易碎断，若碎断即为伪品；④取样品少许，加碘酒一滴，真品不变色，若变蓝色、蓝黑色或紫色，则为伪品；⑤取样品少许浸入水中，水被染成金黄色且直线向下扩散，用放大镜观察，真品一端膨大成喇叭状，一侧有裂缝（若顶端边缘有细齿者为上品），否则是其伪品。掺伪的品种有西红花的雄蕊、黄花菜染色、玉蜀黍的花柱、柱头，以及红花、莲须等。

注意：孕妇慎用；置通风阴凉干燥处，避光，密闭保存。

# 西红花海鲜饭

**原料：**净鸡肉150克，墨鱼100克，粳米150克，虾、豌豆、洋葱各50克，西红柿1个，胡萝卜1条，西红花1克，高汤、橄榄油、辣椒粉、胡椒、蒜泥、盐适量。

**用法：**粳米洗净，鸡肉切成小块，洋葱切碎，西红柿世成小块，胡萝卜切成丁，西红花用温水浸泡；虾用盐和淀粉腌一下，墨鱼放沸水中氽一下。锅中放橄榄油，烧热后放入鸡丁，炒断生盛出，放入墨鱼煎一下捞出，放入洋葱炒出香味，然后放胡萝卜丁和西红柿炒3分钟盛出。锅中放油烧热，放入粳米、鸡丁、虾、墨鱼炒2分钟，放盐、胡椒、辣椒粉，西红花和浸泡的水一并倒入，再加高汤用大火烧开，盖好，用中小火焖20分钟。加豌豆、胡萝卜丁、西红柿，用小火焖8分钟食用。

## 西红花养颜汤

**原料：** 西红花0.5克，白芷10克，黄芪、茯苓各20克，炙甘草5克。

**用法：** 将三药放锅中，加水浸1小时，连煎2次。合并煎汁，分2次温服。

## 西红花佛手饮

**原料：** 西红花0.5克，佛手、枸杞子各10克，大枣3枚。

**用法：** 上药放杯中，冲入沸水，盖好闷10分钟后饮用。每日一料，作茶时时饮用，西红花、枸杞子、大枣可一并嚼食。

## 西红花补血酒

**原料：** 熟地黄500克，当归250克，藏红花25克，枸杞子250克，佛手25克，龙眼肉250克，松仁250克，茯神100克，陈皮50克，白酒5000克。

**用法：** 将诸药放坛中，倒入玉泉米酒，封盖，浸泡28天即成。每日2次，每次30克，食后饮服。

## 西红花铁皮枫斗膏

**原料：** 西红花、铁皮枫斗、益母草、西洋参、茯苓等。

**用法：** 成品膏。每日2次，每次1匙，开水冲服。

**说明：** 本膏系成品制剂，有扶正祛邪、滋阴活血作用，适宜于女性白领工作压力大，缺少活动，病后虚弱，气血不调，年老体衰，免疫力低者服用。

治血虚、瘀血引起的月经不调，西红花加黑豆水煎，加红糖服用。治痛经，经闭，可配合益母草、生地、赤芍、丹参等品。治产后恶露不尽，可配合当归、赤芍、川芎等。

由忧思郁结所致胸膈满闷，惊恐恍惚者，配合郁金、香附等，以行气解郁。

治脂肪肝、动脉硬化，可与川芎、赤芍、山楂配合，煮水喝，熬膏或制丸服用。

治麻疹热盛血瘀，疹透不快，疹出过密，或疹色晦暗不鲜者，可与紫草、赤芍配伍，以增活血凉血透疹之效。

跌打损伤：西红花加水煎汁，加白酒少许，外洗患处。也可用西红花酒浸搽患处。

# 五十七、鸡血藤

鸡血藤为豆科植物密花豆、白花油麻藤、香花岩豆藤或亮叶岩豆藤等的藤茎。它性温，味苦、甘；归肝、肾经。功能补血，活血，通络，多用于月经不调、血虚萎黄、麻木瘫痪、风湿痹痛。

鸡血藤含表无羁萜醇、胡萝卜苷、β-谷甾醇、7-酮基-β-谷甾醇、刺芒柄花素、芒柄花苷、樱黄素、阿佛洛莫生、大豆素等。有抗癌、降血脂等多种药理作用。

（1）抗癌作用：有抗噬菌体作用。

（2）对造血系统的作用：对实验性家兔贫血有补血作用，能使血细胞增加，血红蛋白升高。

（3）抑制心脏和降低血压作用：50%鸡血藤煎剂对蟾蜍离体和在体心脏微呈抑制作用。给麻醉家兔0.43~0.5克（生药）/千克煎剂和犬0.3克（生药）/千克煎剂均可引起血压下降。对脂质代谢的调节。日本鹌鹑以鸡血藤煎剂6克/千克灌胃14天及47天，可升高$HDL_2$-C，降低HDL3-C，使HDL2-C/HDL3-C的比值升高，提示对脂质代谢和动脉硬化有较好影响。

鸡血藤一次用量为10~15克，大剂量可用至30克。在传统的丸、散、膏、丹里用得较为普遍，现代用于煎剂、浸酒、熬膏；成药入丸剂、片剂、胶囊、冲剂、口服液等。

## 鸡血藤炖排骨

**原料：**猪脊骨150克，鸡血藤30克，大枣10个。

**用法：**猪脊骨放沸水中焯3分钟，洗净；鸡血藤加水煎两次，取浓汁代水。锅中放猪脊骨、红枣，倒入药汁，用小火炖1小时，调好味食用。

## 丹参鸡血藤润肤汤

**原料：**鸡肉150克，丹参、鸡血藤各15克，生地10克，连翘、川芎、荆芥各5克，红花3克。

**用法：**鸡肉入水烫洗后，取出用冷水洗净；将所有材料放入锅中，加水炖煮1小时，吃鸡肉，喝汤。

## 鸡血藤鸡煲

**原料：**老母鸡1只，鸡血藤250克，川牛膝、桑寄生各100克。

**用法：**各药用洁净纱布包好，与宰杀治好的老母鸡共煮，至肉脱骨为度，调好味，吃肉喝汤。

## 鸡血藤党参煲乌鸡

**原料：**乌鸡1只，瘦肉100克，鸡血藤、党参各30克，黄芪15克，当归、生地各10克，大枣3枚，生姜2片。

**用法：**将乌鸡斩杀，去毛及内脏洗净；瘦肉洗净，切块。鸡血藤与其他药材稍加清洗，与鸡、肉同放瓦煲内，加水，用武火煲15分钟后改用文火煲1小时，加盐调味食用。

## 鸡血藤鸡蛋

**原料：**鸡血藤60克，鸡蛋2个，红枣10个。

**用法：** 三物同放锅中，加水煎至鸡蛋熟，取出剥去壳后放回再煎，吃鸡蛋、大枣，喝药汁。

## 鸡血藤木瓜豆芽汤

**原料：** 鸡血藤20克，木瓜10克，黄豆芽250克。

**用法：** 鸡血藤、木瓜煎水去渣，放入黄豆芽、猪油同煮汤，熟后再加食盐调味。

识药心得

　　鸡血藤制成糖浆，每日3次，一次10~30毫升，连服1~4周，有较好的治闭经效果。鸡血藤、鸡蛋，加水共煮至蛋熟，喝汤吃蛋，可治疗月经不调。

　　鸡血藤50克，加水煎服，每日一剂，用于治疗放射线引起的白血病有效。

　　鸡血藤与生、木瓜等配合使用，能消除湿热、活血通络，调治湿热痹阻，关节红肿，灼痛麻木。

　　《现代实用中药》介绍，鸡血藤为主，加用杜仲、五加皮、生地，水煎服，治疗老人血管硬化，腰背神经痛。

# 五十八、桑椹

　　桑椹为桑科植物桑的果实。它味甘、酸，性寒；归心、肝、肾经。功能补血滋阴，生津润燥，多用于眩晕耳鸣，心悸失眠，须发早白，津伤口渴，内热消渴，血虚便秘。

　　桑椹含糖、糅酸、苹果酸及维生素$B_1$、维生素$B_2$、维生素C和胡萝卜素。桑椹油的脂肪酸主要由亚油酸和量的硬脂酸、油酸等组成。它有增强免疫功能等多种作用。

　　增强免疫功能：小鼠 α–醋酸萘酯酯酶（ANAE）阳性的T淋巴细胞和脾脏B淋巴细胞（溶血空斑形成细胞数），随年龄增长逐渐减少给LACA小鼠每日灌服桑椹煎剂12.5克（生药）/千克，连续10日，可显著增加不同年龄组小鼠的T淋巴细胞；但同剂量的桑椹煎剂，仅可增加幼龄小鼠B淋巴细胞数，对1年以上的老龄小鼠无明显影响。应用3H—TdR掺入淋巴细胞转化试验表明，桑椹煎剂有中度激发淋巴细胞转化的作用。

对Na⁺、K⁺-ATP酶活性的影响：给3~24月龄的BALb/c和LAC纯系小鼠每日灌服桑椹煎剂12.5克/千克，连续2周。除24月龄老龄小鼠外，与同龄对照组比较均能显著降低红细胞膜Na⁺、K⁺-ATP酶活性、Na⁺、K⁺-ATP酶与机体释放能量、供Na⁺和K⁺的主动转运有关，桑椹降低该酶的活性可能是其滋阴作用机制之一。

桑椹的一次用量为9~15克。在传统的丸、散、膏、丹里用得较为普遍，现代用于煎剂、浸酒、作散、熬膏；成药入片剂、胶囊、冲剂等，居家可用作甜点、粥饭、药膳的原料。

## 桑椹牛骨汤

**原料：**桑椹25克，牛骨250~500克。

**用法：**将桑椹洗净，加酒、糖少许蒸制；另将牛骨置锅中，加水煮，开锅后撇去面上浮沫，加姜、葱再煮，等牛骨发白时，捞出，倒入蒸制的桑椹子，开锅后再去浮沫，调好味食用。

## 桑椹粥

**原料：**桑椹30克（鲜者60克），糯米60克。

**用法：**糯米淘净，连同桑椹放锅中，加足量水煮粥，待熟时加冰糖调味食用。

## 百合桑椹汁

**原料：**百合、桑椹各30克，大枣12枚，青果9克。

**用法：**将各药同放锅中，加水足量，煮取汁饮用。大枣、桑椹、百合可一并吃下。

## 桑椹二至膏

**原料：**桑椹、女贞子、墨旱莲各等分，蜂蜜适量。

**用法：**上药加水煎取汁，连煎2次，合并药汁，过滤取清汁，加均等量的蜂蜜，熬煮成膏，放凉后装瓶。每日2次，一次1匙，空腹时用开水冲化服用。

## 施氏加味桑椹蜜膏

**原料：**鲜铁皮石斛、九制首乌、桑叶、桑椹各600克，人参叶、麦冬各250克，灵芝破壁孢子粉60克，蜂蜜600克。

**用法：**将首乌、桑叶、桑椹、人参叶、麦冬洗净，置于锅内，加水足量，文火熬煮2小时，合并煎汁，过滤后做清汁；鲜铁皮石斛洗净，切成段，拍松，放榨汁机中，加水约500克，榨取汁，过滤取清汁；蜂蜜加水用小火煮沸，过滤去滓。将蜂蜜、鲜铁皮石斛清汁与药汁同放锅中，用小火浓缩，边煮边搅，至有黏稠感时住火，待凉后透后装瓶。每日2次，一次取1匙，用沸水冲化，临服用时调入灵芝破壁孢子粉0.5克即可（注：本膏分60天服用，灵芝孢子粉取每包重0.5克包装者，共120包，每日2次，一次1包）。

**说明：**施仁潮《正确选用膏方》介绍，本膏方功能滋补肝肾，补养心肾，适宜于调治肝肾不足，心肾亏虚，腰膝酸软，头晕眼花，耳鸣寐差，肝区隐痛，大便秘结。

> 识药心得
>
> 桑椹益肝肾、养阴血，可治疗阴血不足的眩晕、失眠等。并可用于肝肾阴虚，须发早白。配合何首乌、女贞子等，用于肝肾不足，耳聋目昏。桑椹滋润肠燥，可治疗阴血不足，肠燥便秘。
>
> 《唐本草》介绍，取桑椹食用，治疗消渴。消渴由于内热，津液不足，用桑椹甘寒益血而除热，凉血补血益阴之药，可治疗津伤口渴，内热消渴。

# 五十九、龙眼肉

　　龙眼肉为无患子科植物龙眼的假种皮。它性温，味甘、平；归心、脾、胃经。功能补心脾，益气血，健脾胃，养肌肉，多用于思虑伤脾，头晕、失眠、心悸怔忡、虚羸少气，以及病后或产后体虚，脾虚失血诸症。

　　果肉（干）含水分0.85%，可溶性物质79.77%，不溶性物质19.39%，灰分3.36%；可溶性物质中，有葡萄糖24.91%、蔗糖0.22%、酸类（酒石酸）1.26%、含氮物（其中含腺嘌呤和胆碱）6.309%等；尚含蛋白质5.6%、脂肪0.5%。有抗菌、抗衰老等多种作用。

　　（1）抑菌作用：龙眼肉的水浸剂在试管内对奥杜盎小芽孢癣菌有抑制作用；煎剂对痢疾志贺菌有抑制作用。

　　（2）抗衰老作用：有报道认为，龙眼肉能抑制使人衰老的黄素蛋白酶-脑B型单胺氧化酶（MAO-B）的活性。龙眼肉提取液能选择性对小鼠离体脑MAO~B活性有较强的抑制作用。因此龙眼肉可能会成为潜在的具有抑制MAO-B活性的抗衰老食品。此外，龙眼肉水浸剂对人宫颈癌细胞JTC-26的抑制率达90%以上。

　　龙眼肉一次用量为6~15克。多用于煎剂、浸酒、作散、熬膏；成药入丸剂、糖浆等，居家可用作茶饮、甜点、粥饭、面点、药膳的原料。

## 龙眼蒸鸭

　　**原料：** 鸭子1只（约重1500克），大枣50克，龙眼肉、莲子各25克，葱、姜、酒、盐、糖、胡椒粉适量。

　　**用法：** 宰鸭，去毛及内脏，投沸水中余5分钟，放凉水中洗净；将大枣、龙眼肉洗净，莲子去心放温水中发胀。将鸭肉放钵内，加葱、姜、酒、盐、糖及胡椒粉，再把龙眼肉、大枣、莲子放在鸭的四周，加盖，上笼蒸至鸭酥烂，即可食用。

## 养心和胃饮

　　**原料：** 龙眼肉、酸枣仁各9克，枳实15克，冰糖适量。

**用法：**酸枣仁、枳实用洁净纱布包裹，放砂锅中，加龙眼肉，并放水足量，煎取汁，加冰糖食用。

# 怀山莲肉饮

**原料：**怀山药100克，龙眼肉、莲肉50克，冰糖适量。

**用法：**先将怀山药、莲子放锅中，加水浸1小时，再加龙眼肉、冰糖，炖煮至山药酥，作点心食用。

# 人参莲子大枣汤

**原料：**红参3克，莲子25克，龙眼肉15克，大枣10枚，冰糖适量。

**用法：**红参、莲子、大枣同放砂锅中，加温水浸1小时，加龙眼肉，用小火炖煮1小时，冰糖用开水化开后兑入，吃红参、莲子、龙眼肉、大枣，喝汤。

# 龙眼清润汤

**原料：**猪排骨300克，龙眼肉、银耳各15克，莲子、百合各35克，冰糖适量。

**用法：**银耳用清水泡发，莲子、百合清水洗净，然后和龙眼肉、排骨一起放锅中，加5碗水，用小火炖煮2~3小时，放冰糖调味食用。

# 龙眼和气酒

**原料：**龙眼肉250克，枸杞子120克，当归、白菊花各30克，白酒3500克。

**用法：**白酒放洁净的酒坛内，龙眼肉等4味用纱布袋包扎好，投入酒坛中，加盖密封，存放30天，取酒饮用。每日2次，一次30毫升。

识药心得

龙眼肉既能补脾胃之气，又能补营血不足，玉灵膏即用龙眼肉与西洋参，加用白糖熬膏，大补气血，治疗气血不足，体虚力弱等。龙眼酒以龙眼肉不拘多少，上好烧酒浸百日，常饮数杯，温补脾胃，助精神。龙眼干14粒，生姜3片，加水煎服，可治疗脾虚泄泻。

龙眼肉、莲子、芡实、粳米加水煮粥，加糖食用，养心安神，治疗思虑过度，劳伤心脾，虚烦不眠。

龙眼肉与莲子、芡实等，加水炖煮，于睡前服用，治疗贫血、神经衰弱、心悸怔忡、自汗盗汗。

龙眼肉与鸡蛋，煮熟食用，治疗月经不调，产后虚弱。龙眼干、生姜、大枣煎服，可治疗产后浮肿。

# 六十、芝麻

芝麻为胡麻科植物芝麻的黑色种子。它性温，味辛；归肝、脾、肾经。功能补益肝肾，养血益精，润肠通便，多用于肝肾不足、头晕耳鸣、腰脚痿软、须发早发、肌肤干燥，以及肠燥便秘、妇人乳少、痈疮湿疹、风癞疬疡、小儿瘰疬、汤火伤、痔疮。

黑芝麻种子含脂肪酸可达55%，其中含油酸、亚油酸、棕榈酸、硬脂酸、花生油酸、廿四烷酸的甘油酯，并含芝麻素、芝麻林素、芝麻酚、维生素E、植物甾醇、卵磷脂等成分。尚含胡麻苷、蛋白质及寡糖类、车前糖、芝麻糖。以及少量磷、钾及细胞色素、叶酸、烟酸、蔗糖、戊聚糖和多量的钙等。它有降血糖、促肾上腺等多种作用。

（1）降血糖：种子提取物给大鼠口服，可降低血糖，增加肝脏及肌肉中糖原的含量，但大剂量则降低糖原含量。

（2）促肾上腺作用：黑芝麻0.2毫升/100克体重喂饲大鼠，可增加肾上腺中抗坏血酸及胆固醇含量。

（3）抗炎作用：灭菌的芝麻油涂布皮肤黏膜，有减轻刺激，促进炎症恢复等作用。

（4）致泻作用：种子有致泻作用。

（5）对心血管作用：黑芝麻中的亚油酸可使血中胆固醇含量降低，有防治冠状动脉硬化的作用。

芝麻一次用量为9~15克。多用于煎剂、浸酒、熬膏；成药入丸剂，居家可用作茶饮、甜点、粥饭、面点、药膳的原料。

## 芝麻五味葛根露

**原料：**葛根250克，五味子125克，黑芝麻、蜂蜜各250克。

**用法：**将葛根、五味子同放锅中，加水煎2次，去渣合汁，同炒香的黑芝麻、蜂蜜共置瓷盆内，加盖，隔水蒸2个小时，离火，冷却，装瓶。每日3次，一次服1匙。

## 芝麻杏仁蜜

**原料：**黑芝麻500克，甜杏仁100克，白糖、蜂蜜各125克。

**用法：**上药捣烂成泥，与白糖、蜂蜜，共置瓷盆内，上锅隔水蒸2个小时，离火，冷却。每日2次，一次2匙，用温开水化服。

## 黑芝麻桑椹糊

**原料：**用黑芝麻、桑椹各60克，大米30克，白糖10克。

**用法：**将大米、黑芝麻、桑椹分别洗净，同放石钵中捣烂，砂锅中放清水3碗，煮沸后放白糖，再将捣烂的米浆缓缓调入，煮成糊状食用。

## 芝麻核桃粥

**原料：**黑芝麻50克，核桃仁100克，粳米100克。

**用法：**黑芝麻、核桃仁捣烂，粳米淘净，一并放锅中，加足量水，按常法煮粥食用。

## 芝麻木耳茶

**原料：** 生黑木耳、炒黑木耳各30克，炒黑芝麻15克。

**用法：** 三物共研末，装瓶备用。每次取5克，放杯中，冲入沸水，代茶饮用。

## 蜂蜜芝麻饮

**原料：** 蜂蜜50克，黑芝麻50克。

**用法：** 将芝麻蒸熟，捣如泥，搅入蜂蜜，用热开水冲化，分次服用。

识药心得

　　古人将芝麻作用服食养生的佳品，《参同契》说"巨胜尚延年，还丹可入口。"现代除了养生，还用于多种病症的防治。

　　用于干咳：黑芝麻120克，白糖30克，炒食。用于哮喘：黑芝麻250克，生姜120克捣取汁，白蜜120克煮过用，冰糖120克捣碎用开水化溶。黑芝麻炒过待冷，拌生姜汁再炒，再待冷，拌白蜜冰糖水，用瓷瓶收贮，早晚各服1匙。

　　用于神经衰弱：黑芝麻、核桃仁、桑叶各60克，捣烂为泥，捏成小丸，每次10克，每日2次。

　　用于中风：黑芝麻1500克，洗净去杂质，上锅蒸3次，干燥后研细，炼蜜为丸，每丸重3克。每日服3次，每次服3丸，用黄酒送下。

　　用于习惯性便秘：黑芝麻30克，核桃仁60克，一并捣烂，每日晨起服1匙，用温开水冲服；不效，加用芝麻油60克。用于便血：黑芝麻500克，蒸熟，每天服60克，早晚两次，空腹服食。

　　用于产后乳少：芝麻炒熟，入盐末少许，进餐时作副食，可增乳汁。用于崩漏：芝麻叶30~60克，煎浓汁，以热开水冲服。

# 六十一、海参

海参是刺参科动物刺参或其他种海参的全体。它味甘、咸，性平；归肾、肺经。功能补肾益精，养血润燥，止血，多用于精血亏损，虚弱劳怯，阳痿、梦遗，肠燥便秘，肺虚咳嗽、咯血，肠风便血，外伤出血。

食用干海参含水分21.55%，粗蛋白质55.51%，粗脂肪1.85%，灰分21.09%。水浸海参含水分76%，蛋白质21.5%，脂肪0.3%，碳水化物1%，灰分1.1%，钙118毫克%，磷22毫克%，铁1.4毫克%。每千克干海参含碘6000微克。它有抗肿瘤、抗凝血等多种药理作用。

（1）抗肿瘤作用：刺参提取液在终浓度为0.75~1.49毫克/毫升时，对体外培养人胃癌MGC、人肝癌7402、18肺腺癌、小鼠乳腺肉瘤EMT6及L–929细胞生长均有抑制作用，但对正常细胞无明显影响。

（2）抗凝血作用：刺参提取液终可明显延长凝血酶原时间，具有抗凝血作用。刺参内脏酸性多糖可明显延长凝血酶时间。海参提取液有溶解纤维蛋白的活性，并有激活纤维蛋白溶酶原的作用。海参中尚含有能增强尿激酶活性因子。海参中的生物活性物质主要是纤维蛋白溶酶样纤溶酶，即对纤维蛋白具有直接分解活性的酶。且属尿激酶型。对血小板聚集的影响。刺参提取液对体外ANP诱导的大鼠血小板聚集有明显的抑制作用。

（3）镇痛作用：刺参提取液1毫升的镇痛作用约相当吗啡1毫克的镇痛效果。

（4）对平滑肌的作用：海参素对兔大动脉呈现依赖于浓度的持续性收缩作用。

（5）对横纹肌作用：海参素能不可逆地阻断神经—肌肉的兴奋传导，而又直接兴奋骨骼肌

（6）抗真菌作用。海参毒素对星状发癣菌、白色念珠菌等真菌均有明显的抑制作用。

（7）抗放射性损伤：刺参酸性黏多糖有防治急性放射性损伤作用，并可明显促进实验动物造血功能的恢复。刺参苷A也有很强的抗放射作用，尤其是从刺参的生殖腺和肝脏提得的刺参式的抗放射活性最强。对蛋白质和血脂的影响。刺参苷对蛋白质合成有抑制作用。刺参提取物对高胆固醇血

症有明显的降低作用。

（8）细胞毒作用：海参类皂式和其他皂苷一样，是一种强表面活性剂，无论在体内或体外都能使红细胞溶血。

复方刺参口服液（内含刺参、龟甲、杜仲等）能明显促进大鼠生长，并能增强电刺激，增加动物摄食量。

海参一次用量为15~30克，常用作熬膏、丸药的原料，居家用为煮粥、做菜肴等。将海参置于冷水中，浸泡30小时左右，以海参泡软为止，然后将参剖开，刮掉参内白筋和白皮，洗净，放锅中，加水煮沸，开锅后用文火煮30分钟左右。倒凉水中泡三天，每天换水一次，三天后捞出冷冻，以后可以随吃随取。

## 海参煲

**原料：** 海参30克，银耳20克，杏仁10克，冰糖30克。

**用法：** 海参加水煮沸5分钟，加盖泡发，去内杂，洗净，切成小块；银耳加水浸一天，发胀；杏仁加水浸透，去衣及尖头部；杏仁放炖盅中，加水适量，放汽锅中煮至鸣响2分钟，住火候凉，倒瓦罐中。海参、银耳放瓦罐中，加水足量，用文火煲2小时，放冰糖，再煮10分钟，作点心食用。

**说明：** 海参有类似于人参的补益功用，是食补的上好原料。《本草求源》说它滋润五脏，滋精利水。清代医家王孟英说它滋阴，补血，健阳，润燥，调经，养脏。它含有大量蛋白质，并含脂肪、碳水化合物、矿物质及多种氨基酸，于补虚健身是大有裨益的。本膳在用海参的基础上，配用了润养作用显著的银耳、杏仁，可以通过补益脏腑功能达到滋养皮肤的目的，使皮肤细嫩、润泽。

## 双参和合煲

**原料：** 海参30克，人参5克，百合30克，枸杞子15克，生姜、冰糖适量。

**用法：** 海参用40 ℃左右的温水浸泡1天，剪开参体，除去内脏，洗净泥沙，再用开水煮10分钟，再浸泡3小时，块成小块；人参切成薄片，加水浸10分钟；枸杞子洗净，加水浸10分钟；百合加水浸半天。将海参、百合同放瓦罐中，加水足量，用文火煲1小时，再将人参、枸杞子、生姜、冰糖放入，用文火煲1小时，弃生姜食用。

## 巴戟天海参煲

**原料：** 海参300克，巴戟天15克，白果10克，肉馅150克，胡萝卜80克，白菜1颗。

**用法：** 海参洗净，去腔肠，氽烫后切块，胡萝卜切片。肉馅加盐等调料，拌匀捏成小肉丸。锅中加1碗水，将巴戟天、胡萝卜、肉丸等加并煮开，调味即可。再加海参、白果、洗净的白菜，再烧沸勾芡后即可起锅。

## 参杞烧海参

**原料：** 水发海参300克，党参、枸杞子各10克，玉兰片50克，葱、酱油、黄酒、白糖、淀粉适量。

**用法：** 将党参洗净，切片，加水煎煮，提取党参浓缩汁10毫升；枸杞子洗净，置小碗内，上笼蒸熟，将海参切块，玉兰片切薄，均用沸水烫过。炒锅内加油，烧热后加葱烹锅，投入海参，加适量酱油、黄酒、白糖和清汤，汤沸后改用文火煨煮，待汤汁适宜时，加党参浓缩汁和玉兰片，调好口味，再加熟枸杞子，用淀粉勾汁，佐餐食用。

## 枸杞子海参鸽蛋

**原料：** 海参2只，鸽蛋12个，枸杞子15克，生姜、葱、鸡汤、酱油、黄酒、胡椒粉适量。

**用法：** 海参放盆内，用水浸泡发胀，将内壁膜抠洗干净，用温水焯两遍，冲洗净沙泥，再用刀尖在腹壁切成菱形花刀；枸杞子拣去杂质，洗净备用；鸽蛋凉水下锅，文火煮熟去壳，滚上干豆粉，放入油锅内，至表面炸成黄色捞出。炒锅烧热，放猪油，烧至八成热时下生姜片、葱段，稍煸后倒入鸡汤，煮3分钟，捞出姜、葱，加海参、酱油、黄酒、胡椒粉，煮沸后撇净浮沫，移文火煨40分钟，加鸽蛋、枸杞子再煨10分钟，佐餐食用。

## 海参瘦肉白果粥

**原料：**海参（刺参）2只，猪瘦肉150克，粳米250克，骨头汤适量，白果10个，红椒、盐、胡椒粉、芝麻油适量。

**用法：**骨头汤加水足量，烧沸，倒入淘洗过的粳米，大火烧开，改用小火煮15分钟，加白果、海参猪肉，用中火煮15分钟，调入盐、胡椒粉、芝麻油，撒上红椒碎食用。

　　海参，又叫刺参、海鼠、海黄瓜。海参捕得后，除去内脏，洗净腔内泥沙，入适当的盐水中烧煮约1小时，捞起放冷，经曝晒或烘焙至八九成干时，再入蓬叶液中略煮，至颜色转黑时，取出晒干。从外观看，一般好的海参皮质清晰，颜色自然，根据生长环境，分为黑色、棕色、灰色等不同；肉刺及腹部的管足一般都比较完整；要挑干燥、干瘪的。干燥的海参不易变质，干瘪的海参表明没有假。

　　海参因含胆固醇极低，为一种典型的高蛋白、低脂肪、低胆固醇的食物。又因肉质细嫩，易于消化，所以非常适合老年人与儿童，以及体质虚弱者食用。

　　海参丸用海参配合羊肾、核桃肉、猪脊髓等制丸，用温酒送服，治疗精血亏损，腰痛，阳痿，梦遗。

　　海参与鸭炖煮食用，治疗劳怯虚损，久嗽不愈等。还用于治疗肠燥便秘，肠风便血。

# 六十二、茯苓

　　茯苓为多孔菌科真菌茯苓的菌核。它性平，味甘、淡；归经心、脾、肺、肾经。功能渗湿利水，健脾和胃，宁心安神，多用于小便不利、水肿胀满、痰饮咳逆、呕吐、脾虚食少、泄泻、心悸不安、失眠健忘、遗精白浊。

茯苓含本品含 β–茯苓聚糖，占干重约93%，另含茯苓酸、蛋白质、脂肪、卵磷脂、胆碱、组氨酸、麦角甾醇等。它有利尿、镇静、抗肿瘤、降血糖、增加心肌收缩力的作用，有护肝作用，能降低胃液分泌，对胃溃疡有抑制作用。茯苓多糖有增强免疫功能的作用。

茯苓味甘淡，有一定药效，但药味并不重，所以常被烹制成药膳食用。茯苓酒、茯苓粥、茯苓包子都是医书载录的膳食配方，还有以茯苓为主要原料制成的各种风味独特的小吃、糕点，更是成为我国一些地方的特色膳食。茯苓一次用量为10~15克。

# 参苓鹌鹑煲

**原料：** 鹌鹑1只，党参20克，茯苓15克，怀山药30克，盐适量。

**用法：** 鹌鹑放水中淹死，去毛及内脏，洗净；党参、茯苓、怀山药加水浸1小时。各物一并放砂锅中，加水至足量，煮沸后改用小火炖1小时，加盐调味；吃肉喝汤，佐餐食用，党参、山药可一并吃下。

# 茯苓山药肚

**原料：** 猪肚1只，山药200克，茯苓200克，黄酒、精盐适量。

**用法：** 山药、茯苓放锅中，加冷水适量、黄酒1匙，浸泡2小时；猪肚用盐反复擦洗净，然后用清水冲洗。用线扎牢一端猪肚，将山药、茯苓连同浸液倒肚内，用线缝好另一端口。将缝好的猪肚放大砂锅内，缝口朝上，加冷水浸没，用中火煮沸，加黄酒两匙、精盐半匙，改小火焖4小时离火，拆开，倒出山药、茯苓。将肚内山药、茯苓取出，烘烤干燥后研成粉末；猪肚切成厚片，投入砂锅内，再煨片刻，取白切猪肚片，蘸茯苓山药粉吃。

# 八珍糕

**原料：** 山药、生芡实、薏苡仁、莲肉、白扁豆、生白术、党参、茯苓各60克，米粉、面粉各3000克，白糖2400克。

**用法：**将山药等加工成细末，过筛取粉，加米粉、面粉，并加水搅匀，糖用水化开拌入，做成糕粉，上笼蒸熟。每日2次，每次30克。

## 茯苓沙参猪骨汤

**原料：**猪脊骨500克，沙参、茯苓各12克，菠菜100克，生姜5克，葱段3克，盐适量。

**用法：**猪骨放砂锅中，加水足量，放入生姜，烧开后去浮油，再煮30分钟；茯苓、沙参加水浸1小时，连所浸之水一并倒入，再煮30分钟。去药包，将菠菜洗净，放入汤中煮沸3分钟，加盐、葱花稍煮一下，佐餐食用。

## 茯苓香菇饭

**原料：**茯苓20克，干香菇2朵，粳米150克，油豆腐100克，青豌豆15克，黄酒、酱油、精盐适量。

**用法：**将干茯苓置碗内，用冷水泡1小时，使其柔软，然后捣碎成粉状；香菇用水泡开，洗净，切成细丝，油豆腐切成细丁。粳米淘净，置锅内，加水适量，放黄酒、酱油、精盐、香菇丝、油豆腐丁、茯苓粉，与米混和，煮至水将干，把青豌豆撒在饭面上，焖至饭熟食用。

**说明：**香菇属于平补之品，它气味芳香，善于开胃，凝思积虑，或病后体虚，而见食欲不振，进食无味者，食之有开胃之功。香菇含有脂肪、碳水化合物、蛋白质及多种氨基酸、多种维生素等，并含钙、磷、铁等多种矿物质，有降血脂的作用。茯苓、香菇、油豆腐、青豌豆合而作饭，气味清香，开胃进食，补益心脾，降脂减肥，经常食用，有助于补虚强身，轻身健体。

## 人参苓冬粥

**原料：**红参3克，茯苓、麦冬各10克，粳米50克。

**用法：**红参加水浸软，切作薄片，粳米淘净。将茯苓、麦冬及淘净的粳米同放锅中，红参连同所浸的水一并倒入，加水至足量，煮作粥，作点心食用，所有药物可以一并吃下。烧煮时，也可将红参、茯苓加工成粉末，麦冬与粳米同煮粥，在粥将成时搅入红参茯苓粉末，沸数后食用，作早餐或晚餐食用。

**说明**：本粥本配方在《食医心鉴》中有介绍，有补中益气、滋养胃阴的作用，适宜于调治胃中隐痛，心烦易怒，口干，饮食量减，大便干结。

## 茯苓鸡肉馄饨

**原料**：茯苓30克，鸡肉100克，生姜、黄酒、味精、盐、胡椒粉各适量。

**用法**：鸡肉用温水洗净，剁成细末；生姜剁成细茸；茯苓加工成粉末，过筛取粉备用；将鸡肉、茯苓粉同放一处拌匀，加入生姜茸，搅入黄酒、味精、盐、胡椒粉，搅匀做馅。用馄饨皮包裹，放沸水中煮熟食用。

用于水肿：茯苓味甘而淡，甘则能补，淡则能渗，药性平和，既可祛邪，又可扶正，利水而不伤正气，实为利水消肿之要药。《伤寒论》五苓散以茯苓配泽泻、猪苓、白术、桂枝等，治水湿内停所致之水肿、小便不利。真武汤，配附子、生姜治脾肾阳虚水肿。猪苓汤，配滑石、阿胶、泽泻治水热互结，阴虚小便不利水肿。

用于痰饮：茯苓善渗泄水湿，使湿无所聚，痰无由生。《金匮要略》苓桂术甘汤，配桂枝、白术、甘草治痰饮之目眩心悸；小半夏加茯苓汤，配半夏、生姜治饮停于胃而呕吐者。

用于脾虚泄泻：茯苓能健脾渗湿而止泻，尤宜于脾虚湿盛泄泻。《太平惠民和剂局方》四君子汤，配人参、白术、甘草如治脾胃虚弱，倦怠乏力，食少便溏。参苓白术散，配山药、白术、薏苡仁治脾虚湿盛泄泻。

用于心悸，失眠。茯苓益心脾而宁心安神，《济生方》归脾汤，配黄芪、当归、远志治心脾两虚，气血不足之心悸，失眠，健忘。《医学心悟》安神定志丸，配人参、龙齿、远志治心气虚，不能藏神，惊恐而不安卧。

# 六十三、薏苡仁

薏苡仁为禾本科多年生草植物的成熟种仁。它性微寒，味甘、淡；入脾、肺、肾经。功能利水渗湿，健脾止泻，祛湿除痹，清热排脓。性微寒而不伤胃，益脾而不滋腻，药性和缓，清补中兼利湿，多用于肥胖、水肿、小便淋沥、泄泻、淋浊、带下、风湿痹痛、筋脉拘挛、脚气、肺痈吐脓血、肠痈、扁平疣及湿疹。

薏苡仁含有薏苡仁酯、薏苡素、三萜化合物、薏苡仁多糖A、薏苡仁多糖B、薏苡仁多糖C、阿魏酰豆甾醇、阿魏酰菜籽甾醇、中性葡聚糖等。

薏苡仁具有抗肿瘤作用的有效活性成分—薏苡仁酯，在缓解癌灶，改善证候和血象，提高生存质量，增加体重，增强免疫功能方面，有良好作用。薏苡仁的醇或水提取物对癌细胞有一定的抑制作用，有些成分可使细胞核分裂停止于中期。

薏苡仁油能抑制骨骼肌收缩，对离体免血管，低浓度时收缩，高浓度时扩张。对离体免小肠，小剂时兴奋，大剂量时抑制。薏苡仁内脂对小肠有抑制作用。

薏苡仁油对离体的蛙心有兴奋作用，高浓度时呈抑制作用，大剂量苡仁油能抑制呼吸中枢，使末梢血管特别是肺血管扩张。

薏苡仁浸出物能使实验动物腹腔巨噬细胞产生的白细胞介素Ⅰ增加，较对照组增加1.5倍。也能显著地增加健康人末梢血单核细胞产生抗体，具有增加体液免疫的作用。

薏苡仁素有较好的降温、解热、镇痛、镇静、抑制多突触反射作用。

薏苡仁的一次用量为每天15~30克，大剂量时，可增加到150克。用法有入煎剂、作丸、作散、浸酒、煮粥、作羹等。薏苡仁在中药复方中多用之；其实浸泡后炖煮，或淡食，或加糖做甜食，为人们所喜欢，亦多磨粉做糕点食用。以薏苡仁为主要原料烹制的药膳，多用于慢性支气管炎、支气管扩张、肺气肿、慢性胃炎、慢性腹泻、糖尿病、多发性神经炎、小儿秋季腹泻、病毒性脑炎、病毒性角膜炎、癌症等。

# 芦笋烩苡仁

**原料：**薏苡仁100克，芦笋200克，火腿肉30克，菜油、盐适量。

**用法：**芦笋保留鸡皮疙瘩部，较老的茎可去皮或切掉一段，洗净，下沸水焯一下捞起，切作段；薏苡仁加水浸半天，放碗内，置高压锅中蒸30分钟，取出备用；火腿肉用温水洗过，切作细末。炒锅放旺火上烧热，放菜油烧至七成热，下芦笋段、薏苡仁、火腿肉末煸炒后，放少量水，并放盐，用中火烧5分钟，佐餐食用。

# 苡仁炖猪蹄

**原料：**猪蹄1只，薏苡仁200克，葱段、生姜片、胡椒粉适量。

**用法：**薏苡仁拣净杂质，洗净，加水浸2小时；猪蹄用温水洗净，放入沸水锅中氽一下，捞出洗净。将薏苡仁、猪蹄、葱段、生姜片、黄酒、盐同放入锅中，注入适量清水，武火烧沸，改为小火炖至熟烂，拣去葱、姜，加盐、胡椒粉调味即成。

# 苡仁海带蛋汤

**原料：**薏苡仁、海带各30克，鸡蛋3个，盐、胡椒粉适量。

**用法：**海带洗净，加水浸发，切成条状；薏苡仁洗净，加水浸1小时；将海带、薏苡仁放锅中，加水煮熟备用。锅置旺火上，放菜油烧至六成热，将鸡蛋打匀，放锅中翻炒，随即将海带、薏苡仁连汤一同倒入，加盐、胡椒粉调味，佐餐食用。

# 山药薏米羹

**原料：**薏米200克，枸杞子10克，山药200克，燕麦50克，冰糖100克。

**用法：**薏米用清水泡2个小时，将枸杞子用清水泡10分钟；山药去皮切成菱形块。锅内做水将薏米煮开后，放入山药，大火煮沸，加冰糖，放

187

入燕麦片，最后放入泡好的枸杞子即可。

## 冬瓜薏米汤

**原料：**冬瓜250，薏苡仁30克，生姜片适量，黄酒、精盐、胡椒粉、葱花少许。

**用法：**锅里加适量冷水，放入泡好的薏米、生姜片，放黄酒，大火烧开，改文火煮10分钟，加冬瓜块，再煮10分钟，放精盐、胡椒粉调味，撒上葱花即可。

## 参山薏米粥

**原料：**党参、怀山药、莲子各15克，薏苡仁、糯米各30克，大枣5枚。

**用法：**将各物同放锅中，加水浸1小时，连同淘洗过的糯米煮成稀粥食用。每日1次，作点心吃，党参、怀山药等可一并吃下。

**说明：**本膳健脾养心，益肾补虚，适宜于调治脾肾两虚，心脾不足，久泻不愈，晕眩，心悸，失眠，盗汗，腰痛，小便白浊，带下，崩漏，月经量多。

---

**识药心得**

薏苡仁生用清肺热，擅长利水祛湿，排脓消痈，多用于水肿、痹证、肺痈、肠痈。炒用能增强醒脾止泻作用。

治肥胖：单味薏苡仁炖煮食用，每日1次，每次100克。也可合茯苓、苍术、荷叶等煎服。治水湿内停之水肿尿少：可与泽泻、猪苓、郁李仁等同用，能增加利水消肿之效。治脚气肿痛：常配白术、茯苓、冬瓜皮、赤小豆等，有利水渗湿之功。

治脾虚湿盛水肿：常配黄芪、白术、茯苓等，有助于健脾祛湿。治脾虚泄泻：与人参、山药、扁豆等补脾之品同用。治脾湿日久，元气亏损，面黄肌瘦，饮食减少：配莲子、五味子等。

治脾肾阳虚水肿：配茯苓、白术、制附子以温补脾肾而利水。治肾虚水肿：配续断、女贞子、枸杞子以补肾精，利水湿。

治湿热泄泻：薏苡仁生用，配黄连、赤芍、马齿苋等。治霉菌性肠炎：配附子、败酱草。

治婴幼儿腹泻：用炒山药、炒薏苡仁等量为末，煮粥，加红糖适量。

治泌尿系统急慢性炎症、结石：薏苡仁味淡能渗利，性寒能清热，常与滑石、金钱草同用。

治风湿痹痛：多与羌活、独活、威灵仙等祛风湿药同用。治风湿在表，身痛发热：配麻黄、杏仁同用。治风湿日久、肾虚腰痛：配桑寄生、续断、当归用同。治湿热痿痹、足胫无力：配粳米煮粥食。治坐骨神经痛：配制附子、赤芍、甘草等。

治肺痈：单味薏苡仁或配苇茎、冬瓜仁、桃仁同用。治肠痈：配牡丹皮、桃仁、败酱草同用。

防治癌症：薏苡仁50克，加水炖煮食用。

# 六十四、三七

三七，为五加科植物。主产于云南文山州，故名文山三七。它性温，味甘、苦；归肝、胃经。功能止血止痛，活血化瘀，多用于咯血、吐血、衄血、便血、崩漏、外伤出血、胸腹刺痛、跌仆肿痛。

三七根状茎入药，合总皂苷约12%，与人参皂苷类似；其成分主要是人参皂苷，包括人参三醇、人参二醇。此外，尚含黄酮苷、淀粉和油脂等。沈丕安主编《现代中医免疫病学》说它有止血作用又有抗凝血作用，有溶血作用又有抗溶血作用，有抗炎作用，提高巨噬细菌吞噬作用和提高补体的作用；有保肝、降酶、抗肝纤维化作用；有扩张冠状动脉，抗心肌缺血的作用，有降脂作用，促进DNA和蛋白质合成作用，有抗氧化、抗衰老作用。临床用于栓塞性血管炎之疼痛、淤滞、出血、坏死、或并发脑梗死，或眼内出血。

三七一次用量0.5~3克。由于活血作用大，孕妇忌服。

## 三七炖鸡

**原料：** 净鸡肉1只，三七6克，红枣10个，枸杞子、龙眼肉各10克，生姜、黄酒、酱油、食盐适量。

**用法：** 净鸡剖腹去内脏，剁去头、爪，冲洗干净。三七用黄酒适量浸软后，切成薄片备用。将三七及枸杞子、红枣、桂圆、生姜片、黄酒、食盐、酱油等拌匀，装入鸡腹内，再把鸡放砂锅中，加盖，放笼中或瓷盆中蒸炖，3小时后出笼，调好味食用。

## 百合三七炖兔肉

**原料：** 兔肉250克，百合40克，三七15克，盐适量。

**用法：** 百合洗净，三七切片，兔肉切丝。将百合、三七与兔肉一并放锅中，加适量清水，用大火烧开改用小火炖熟，加盐调味食用。

## 参茸补血酒

**原料：** 鹿茸10克，人参、三七、炒白术、茯苓、炙甘草各15克，黄芪、党参、熟地黄各30克，炒白芍、当归、川芎各20克，肉桂5克，白酒2000毫升。

**用法：** 将上药共研为粗末，纱布袋装，扎口，置容器中，加白酒浸泡14日后取出药袋，压榨取液，将榨取液与药酒混合，静置，过滤即可饮用。每日2次，每次15毫升。

**说明：** 本酒出自《临床验方集》，功能补元气，壮肾阳，益精血，强筋骨，适宜于心肾阳虚，气血两亏，腰膝酸软、精神不振、身倦乏力、头晕耳鸣、遗精滑精、盗汗自汗，以及子宫虚寒、崩漏带下等。

## 怀杞三七汤

**原料：** 猪排骨250克，三七6克，怀山药30克，枸杞子15克，龙眼肉15克，食盐适量。

**用法：**猪排骨加水淖5分钟，换水，加三七、山药、枸杞子、龙眼肉，用大火煮沸后改用小火，炖煮3小时，放食盐调味，吃肉喝汤。

## 三七红参鸡肉汤

**原料：**鸡肉150克，三七15克，红参10克，当归20克，生姜2片，红枣4个。

**用法：**三七、红参、红枣分别洗净，三七打碎，红参切片，红枣去核。鸡肉洗净，切块。将适量清水和全部材料放入锅中，武火煮沸后改用文火约煮2小时，放盐调味，分两次食用。

## 三七香菇汤

**原料：**净鸡肉300克，三七10克，香菇30克，大枣15个，油、盐、姜丝、蒜泥适量。

**用法：**将三七切成薄片，香菇洗净，温水泡发，鸡宰杀后洗净，去内脏，大枣洗净去核，取三七、香菇、大枣、姜、蒜等纳入鸡腹内，放锅中，加适量清水，慢火炖煮至鸡肉烂熟，入油、盐调味食之，吃肉喝汤。

> 识药心得
>
> 《本草纲目》说三七，止血散血定痛，金刃箭伤、跌仆杖疮、血出不止者，嚼烂涂，或为末掺之，其血即止。亦主吐血衄血，下血血痢，崩中经水不止，产后恶血不下，血运血痛，三七赤目痛肿，虎咬蛇伤诸病。《本草纲目拾遗》补充说，人参补气第一，三七补血第一，味同而功亦等，故称人参三七，为中药之最珍贵者。
>
> 三七用于活血化瘀，以生用为好；外伤出血，直接用三七粉敷于出血处，止血效果显著。用于补血和促进骨骼愈合的，以炒三七粉为佳。

# 下篇 扶正固本与疾病防治

　　扶正固本，能提高免疫力，有助于防病治病。"免疫"一词，最早见于明朝的《免疫类方》，指的是"免除疫疠"。英文免疫"immunity"来源于拉丁文"immunis"，是豁免的意思，指人体对传染病的抵抗力。现代普遍认为，免疫是指人体得以免除疾病的一种极为微妙而复杂的功能。

　　研究发现，人体拥有"免疫机制"，由甲状腺、扁桃体、淋巴结、脾脏、骨髓和白细胞等器官组成的，皮肤和黏膜也是免疫机制的一部分，而且是身体的第一道防线。免疫机制有很强的免疫功能，当身体遇到病毒、细菌和传染病的侵袭时，身体拥有的"免疫机制"就如同一个良好的屏障，唾液、眼泪和黏液等就会担负抵御侵略的使命，阻止入侵者长驱直入；如果入侵者侥幸逃脱的话，白细胞和血液中的抗体也会严阵死守。这种防御伤害的屏障作用是通过免疫防御、免疫稳定和免疫监视三大功能来实现的。

当某种原因使免疫系统不能正常发挥保护作用，导致免疫力低下时，极易造成细菌、病毒、真菌等感染，引发疾病。而疾病消耗能量，还会有精神萎靡、疲乏无力、食欲降低、睡眠障碍等表现。

许多人感冒、扁桃体炎、哮喘、支气管炎、腹泻等反复发作，或伤口容易感染，甚至患癌，其原因在于免疫功能低下。小儿免疫力低下还会导致身体和智力发育不良，严重者甚至诱发重大疾病。在内外妇儿各科疾病中，基本都涉及免疫方面的问题，或免疫力低下引起疾病，或免疫功能紊乱、异常引起疾病，所以提高免疫力、调节免疫功能是保健强身、防病治病和病后康复的重要举措。

本篇介绍的各种疾病，均有相应的药物举例，居家可作为药膳的主要原料，烹制食用，用来扶正固本，强身祛病。

# 第一节　内科疾病

## 一、感冒

感冒是指由病毒感染引起的上呼吸道疾病，以发热、恶寒、头痛、鼻塞流涕、咽痛、咳嗽为主要临床表现；好发于体质虚弱和抵抗力弱的人群。

感冒有普通感冒与流行性感冒之分，前者症状轻，并发症少，后者病情多重，发热较高，传染性强，且并发症较多。本病若得不到及时治疗，感染向下蔓延可致气管炎和肺炎，严重者可出现病毒性心肌炎、急性肾炎、风湿热等病。

感冒病毒主要侵犯鼻、鼻窦、咽喉部的黏膜，由于体质虚弱和抵抗力弱的人往往呼吸道局部免疫功能较正常人低下，当气候变化，受凉或劳累，身体抵抗力下降时，空气中的病毒便会随呼吸侵犯到上呼吸道黏膜而发病。黄芪、白术、太子参等益气固表中药，对经常感冒的人，对于体虚感冒者康复，都有帮助。这类药能增强免疫力，对病毒的侵袭能起到有效的防卫作用，是预防感冒的重要手段。有研究认为，中药黄芪对小白鼠 I 型副流感病毒感染有轻度保护作用；540 例易感冒者服用黄芪后，减少了感冒发病次数，缩短了疗程；1281 例体质虚弱容易感冒者服用黄芪，取得一定的预防效果。黄芪还具有抑制病毒繁殖，降低病毒对细胞的致病作用。黄芪煎剂对流感病毒、VSV、Sindbis病毒等均有一定的抑用作用。国家颁布的《非典型肺炎中医药防治技术方案（试行）》的6个非典型肺炎预防处方中，有2个用到了黄芪；民间多取黄芪炖鸡来补益强身。以黄芪为主药的玉屏风散也有显著的抗流感病毒作用，黄芪配用白术、防风即玉屏风散，是固表防感冒的有效配方。

## 二、慢性支气管炎

慢性支气管炎，简称"慢支"，是一种严重影响健康的常见病。根据全国6000多万人的普查，其患病率为3.9%，并随着年龄增长患病率递增，50岁以上的患病率高达15%或更多。本病多由于物理、化学因素引起气管、支气管黏膜炎性变化，黏液分泌增多，临床以出现咳嗽、咳痰，或伴有喘息，及反复发作的慢性过程为特点。早期症状轻微，多在秋冬季发作，春暖后缓解；晚期炎症加重，症状长年存在，不分季节。病情逐渐进展，又可并发肺气肿、肺心病等。

慢性支气管炎是多种因素长期作用的结果，全身或呼吸道局部的防御及免疫功能减弱，可为其发病提供内在的条件。如感冒、吸烟等与慢性支气管炎的发生、加重和复发有密切关系。反复病毒感染可使呼吸道黏膜上皮细胞发生改变，降低防御能力，引起细菌感染；而吸烟除了能损害支气管黏膜外，还能使呼吸道黏液增多，抗御细菌感染的力量减弱。所以免疫功能减弱是造成慢性支气管炎病理演变和病情加重的基本原因。因此，体虚的慢支患者经常服用扶正固本的药膳，以增强免疫力，可减少本病的复发。据报道，用扶正固本的中药防治慢支，3~5年远期有效率为89.3%，稳定及基本稳定率达70.7%。防治慢性支气管炎，发作时重在治肺，稳定时重在补肾。人参、党参、黄芪、茯苓、冬虫夏草、杏仁、蛤蚧、紫河车、薏苡仁、甘草等可作为药膳的原料。

## 三、支气管哮喘

支气管哮喘，简称"哮喘"，是呼吸道最常见的慢性非特异性炎症疾患。

可以在婴幼儿起病，也可以在成年发病，儿童中哮喘病的患病率比成人高。

哮喘急性发作时，表现为呼吸气急，喉中哮鸣，胸闷憋气，咳嗽。哮喘反复发作，常影响到小儿的生长发育。哮喘的发作程度轻重不一，发作的持续时间长短不一，从几十分钟到数小时。发作期间发作次数不等，可一天数次，或者数天一次。缓解期是指急性发作期后的间歇期，通常情况下，多数患者没有症状及体征，X线检查正常。

哮喘的发病，多有过敏源，有的人吸入某种物质如花粉、尘螨或有刺激的气体，以及进食某种食物如鱼、虾等引起了哮喘的发作。一般来说，哮喘患者免疫功能较正常人为低，因此提高免疫功能，调整平衡，可防止病情进一步发展。小儿因其脏腑娇嫩，抗御外邪的能力较差，是容易发病的主要原因，但随着生长发育，脏腑功能逐渐旺盛，不少自幼患病的小儿可不治自愈。这正是小儿体质增强，免疫功能提高的结果。

中医防治哮喘，重视肺肾，发作期治肺，稳定期治肾。沙参、当归、灵芝有助于抗过敏，改变高敏状态和体质，可使少发病或不发病。黄芪通过增强肺功能和提高免疫，能改善气急症状，用于肺气肿肺功能减退，以增强体质，减少感冒，减轻感染，预防哮喘发作。天冬、麦冬、石斛、黄精补肺，紫河车、人参、冬虫夏草、蛤蚧、淫羊藿、巴戟天、补骨脂、锁阳、杜仲、核桃仁补肾，多可采用。

# 四、支气管扩张

支气管扩张是一种常见的慢性支气管疾病，是指支气管及其周围肺组织的慢性炎症破坏管壁，以致支气管扩张和变形，出现慢性咳嗽、咯吐大量脓痰及反复咯血。除了极少数先天性支气管扩张外，绝大多数支气管扩张发生在患其他支气管疾病和肺病以后，常常是呼吸道其他疾病的并发症，或遗留下来的后果。

在正常情况下，支气管能随着呼吸运动相应地扩张和回缩，是由于支气管壁上有富于伸缩力的平滑肌、弹性纤维和弹性软骨的缘故。支气管壁也正是依赖这些组织保持其正常外形的。如果支气管发生了急性或慢性炎症，炎症不断地扩展，不但会使支气管黏膜和黏膜下层遭到破坏，还会引起支气管的功能障碍，造成支气管通气和排痰功能的减退。与此同时，支气管黏膜因受炎症刺激分泌增多，再加上管腔内炎性渗出物的积聚，管腔内便充满了大量痰液。随着痰液的逐渐积聚，腔内的压力逐渐增高，再加上痰液本身的重力对支气管管壁所增加的压力，便会使支气管管壁向外扩张和变形。可见，造成支气管扩张的病因主要是炎症和痰液潴留，二者互为因果，形成恶性循环，长期发展会使扩张程度和范围加重。炎症还可影响支气管的血液循环，致局部血流不畅，使支气管损害不易恢复。炎症累及支气管动脉，可造成闭塞性动脉炎，或累及毛细血管可使其扩张而形成血管瘤，后者易破裂出血，而出现咯血症状。

中医学认为，本病多由久病咳嗽，正气亏虚，复因感受六淫之邪，未经发越，停留肺中，蕴发为热，邪热犯肺，蕴结不解，引起支气管扩张。其病位虽在肺，由于其中正气虚弱，肺虚卫外失固，是发病的主要原因。黄精、地黄、白芍、西洋参、冬虫夏草、紫河车、石斛、杏仁、蜂蜜等，能提高机体对外界的适应能力，从而改善身体素质和提高机体的抗病能力，减少支气管扩张的发作；阿胶、参三七用于支气管扩张咯血，能够化瘀止血。

# 五、肺气肿

肺气肿即慢性阻塞性肺气肿，是在慢性阻塞性肺部疾病的基础上引起的终末细支气管远端的气腔（包括细支气管、肺泡管、肺泡囊、肺泡）膨胀和过度充气，持久性地扩大，从而破坏正常肺组织，导致出现呼吸道弹性减退、容积增大等病理状态。一般多由慢性支气管炎、支气管哮喘、支气管扩张、尘肺、肺结核等病引起，其中尤以慢性支气管炎最为常见。患者患者往往有多年的咳痰病史，吸烟者常在早晨发生阵咳，痰咳出后方停。以后随着肺气肿程度逐渐加重，气急亦日渐明显，而患者大都很难明确地回忆起病时间，一般早期仅在劳动中感觉气急，逐渐感到难以胜任工作，稍一活动就感到气急，发展到后期甚至休息时也感到气急，并伴有乏力、体重减轻，上腹部疼痛和胀满。如果天气寒冷，支气管分泌物增多时，阻塞更甚，可出现头痛、发绀、心动过速、嗜睡等症状。肺气肿还可引起肺心病，导致心力衰竭和呼吸衰竭。

因肺气肿患者的肺功能减退，免疫功能低下，很容易引起呼吸道感染，特别在冬天，更是感冒不断，使病情加重。而每一次呼吸道感染，都会使病情加重一步，导致肺功能更差。为防止病情进一步发展，应当积极预防和治疗。中医学认为，肺气肿多因久咳伤肺，肺主气的功能失调，肾不纳气，导致水饮内停，侵犯心脾所致。故防治主要在于调理肺、脾、肾功能的失常，标本兼顾，以增强人体免疫力，增强康复效果。人参、党参、黄芪、茯苓、黄精、当归、杏仁、枸杞子、冬虫夏草、蛤蚧、紫河车、龙眼肉、核桃仁等可作为药膳的原料。

## 六、急性肺炎

急性肺炎是指肺实质的急性炎症。按解剖学分类，可分为大叶性肺炎、支气管肺炎和间质性肺炎；按致病菌分类，可分为细菌性肺炎、支原体肺炎、病毒性肺炎、立克次体肺炎、衣原体肺炎和霉菌性肺炎等。

支气管肺炎（又称小叶性肺炎）是临床上常见的呼吸系统疾病之一。主要表现为畏寒、发热、咳嗽、气急、呼吸急促或鼻翼煽动；两肺下野可闻及散在细湿啰音，偶可闻及管状呼吸音；血液检查：中性粒细胞增高；X线检查：两肺有散在小片状浸润阴影，以下叶多见。

病毒性肺炎是由流感病毒、副流感病毒、呼吸道合胞病毒、腺病毒、巨细胞病等引起的呼吸道炎症，以婴幼儿较为多见，近年来发病率有上升趋势。一年四季均可发病，冬春季节最多。主要表现为发热、头痛、乏力、咳嗽咯痰，恶寒或不恶寒。肺部体征：早期呼吸音粗糙，以后可出现中小水泡音。胸部透视可示肺部片状阴影，白细胞总数偏高或正常。病重者往往出现胸闷气急，紫绀，面色青灰等呼吸衰竭症状。

非典型肺炎由常见的细菌感染以外的病原体引起，肺炎支原体、肺炎衣原体、军团菌、病毒性肺炎较常见。还有SARS（严重急性呼吸综合征），是冠状病毒感染后引起的急性呼吸道传染病。2002年底首次爆发流行，通过短距离飞沫、密切接触污染的物品传播。表现为发热、乏力、头痛、肌肉酸痛等全身症状，干咳、胸闷、呼吸困难等呼吸道症状。临床特征为急性起病、发热、干咳、呼吸困难、白细胞不高或降低，肺部浸润、抗生素治疗无效，多见于青壮年。

新型冠状病毒肺炎，是2019年底在人体中发现的冠状病毒新毒株引起的肺炎，症状一般为发热、乏力、干咳，逐渐出现呼吸困难，严重者表现为急性呼吸窘迫综合征、脓毒症休克、难以纠正的代谢性酸中毒和出凝血功能障碍。该病毒存在人传人现象，潜伏期1~14天，最多为3~7天。潜伏期具有传染性。少数患者病情危重，老年人和有慢性基础病者预后较差。中医在本病的防治中发挥了重要作用。

急性肺炎，特别是SARS（严重急性呼吸综合征）和新型冠状病毒肺炎，让人们感受到了病魔的危害，意识到平时重视卫生保健，提高人体免疫力的重要性。治疗急性肺炎时，中药沙参、麦冬、百合、石斛、薏苡仁多被使用；在日常保健中，常用补肺补肾药主要有沙参、生地黄、麦冬、百合、灵芝、冬虫夏草、蛤蚧等。

## 七、肺结节病

肺结节病也称肉样瘤，属于一种非干酪性肉芽肿，发病年龄多见于20~50岁。临床上多无症状或仅有轻微呼吸道症状，胸部体征阴性，严重者可有咳嗽、胸闷、气急等症状，常伴有虹膜睫状体炎，结节性红斑，多发性关节炎，免疫球蛋白增高，血沉增速，类风性因子阳性等表现。红斑狼疮、硬皮病等肺部损害也常有小结节病灶。

肺结节分实性结节、部分实性结节和磨玻璃结节。部分实性结节恶性概率高，其次是磨玻璃结节。中医治疗重视宽胸降气，化痰散结，润肺化痰，可选用薏苡仁、茯苓、灵芝、北沙参、生地黄、麦冬、玄参、知母、天花粉、山海螺、三七等，补肾纳气的冬虫夏草、蛤蚧也可选用。

## 八、肺心病

肺心病，全称为慢性肺源性心脏病，是临床上一种常见病、多发病，一般多由慢性支气管炎、肺气肿及其他肺部疾病或者肺动脉的慢性病变，引起肺循环阻力增高，使右心室肥大、扩大或者右心衰竭的心脏病。

肺心病的病程发展缓慢，患者首先有长期慢性咳嗽、咳痰、哮喘病史，逐步发展，出现疲乏、呼吸困难、胸闷、咳嗽加剧，X线检查及其他检查有肺气肿的表现。病情逐渐发展，代偿功能逐渐消失，累及心脏则出现心悸、气急、紫绀、心前区或剑突下疼痛等症状。由于右心向肺排血受阻碍，回流到右心的静脉血也受到阻碍，形成静脉淤血，会出现胸水、腹水、全身水肿或肝脾肿大。

绝大多数肺心病是由慢性支气管炎、支气管哮喘所致，积极防治慢性支气管炎、哮喘是避免肺心病的根本措施。本病缓解期可通过服用药膳来提高免疫功能，调整平衡，增强体质，预防感冒，防止复发，阻断病情发展。中医防治，一是重肺，补肺益气，二是补气温阳。发作时还要考虑宣肺利水，稳定时重视养血活血，人参、刺五加、党参、黄芪、白术、茯苓、当归、蛤蚧、冬虫夏草、补骨脂、巴戟天、山茱萸、杜仲、枸杞子、灵芝、参三七等可以选用。

# 九、病毒性心肌炎

病毒性心肌炎是一种由病毒引起的心脏肌肉的炎症。引起该病的病毒有流感病毒、水痘病毒、脊髓灰质炎病毒、腮腺炎病毒、狂犬病毒、肝炎病毒、柯萨奇病毒、传染性单核细胞病毒、巨细胞病毒、登革热病毒、天花病毒、埃可病毒、腺病毒、牛痘病毒、流行性出血热病毒、黄热病病毒、单纯疱疹病毒等。其中以柯萨奇病毒引发心肌炎为最常见，占所有病毒性心肌炎发病的40%左右。

病原微生物侵入人体是一种复杂多变的、多形的过程，是由病原体、人体和周围环境3个因素的相互作用而造成的。其中，病原体起着重要作用，但病原体不能决定疾病的全过程；人体的免疫力和反应性对疾病的发展过程起着决定性作用。感染后会不会发生心肌炎，取决于人体的内部因素。当人体抵抗力低下，心脏的抗病能力减弱时，一些病菌乘虚而入，直接侵袭心肌或通过免疫反应作用而引起心肌的损害，可引发心肌炎；反之，如果侵入的病菌少、毒性小，而人体的抵抗力强，就不会发生心肌炎。

中医学认为，体虚是本病发生的内因，其中气虚患者发病多见，气虚及阴，而致阴虚，最终是气阴两亏，有时也可以见到阴血虚而引起气血两虚。中医药防治本病具有独特优势，它既可调整患者紊乱的免疫功能，修复损坏的心肌，又可以提高免疫能力，抵抗病毒的再感染，防止心肌炎的复发。

对本病的治疗，多增强免疫功能与免疫抑制同用。提高免疫功能的中药有人参、黄芪、灵芝、枸杞子、石斛、玉竹、生地黄、生白芍、五加皮、刺五加等，这类中药还能参与心肌的代偿功能，改善心肌的供血供氧。活血化瘀药如丹参、当归、赤芍、川芎、红花、三七能扩张血管，有助于治疗和康复。当归煎剂可使心肌收缩频率明显受到抑制，对心律失常有明显的保护作用。

## 十、慢性胃炎

慢性胃炎是胃黏膜上皮遭到幽门螺杆菌等致病因子的长期反复侵袭，发生持续性慢性炎症性病变，由于黏膜再生改造，最后导致固有的腺体萎缩，并可伴肠上皮化生及异型增生或非典型增生的癌前组织学病变。

慢性胃炎是一种常见病，其发病率居各种胃病之首。一般缺少特异性症状，但患者常感到胃脘胀闷、胃痛、嗳气、食欲不振、吞酸或嘈杂等，临床上可分为慢性浅表性胃炎和慢性萎缩性胃炎。中医学认为，脾胃虚弱是本病的主要病因，不论是原本体质虚弱，还是其他脏腑疾病引起的脾胃虚弱，都会导致胃黏膜屏障受损，抗病能力降低而发病。合理使用药膳，能提高胃黏膜的抗病能力，调整胃肠功能，对于慢性胃炎的防治有帮助。黄芪、党参、刺五加、山药、白术、茯苓、女贞子、白芍、百合、红枣、麦冬、生姜等可以选用。

## 十一、慢性腹泻

慢性腹泻是以腹泻持续或频频反复超过2个月以上者。主要表现为大便次数增多，粪便不成形，呈溏软、溏稀、薄状或稀水样，或带黏液脓血，或含多量脂肪。

肠道感染是引起慢性腹泻的主要原因，包括慢性细菌（痢疾志贺菌、大肠埃希菌、空肠弯曲菌、耶尔森菌、结核分枝杆菌）感染，肠道寄生虫（阿米巴原虫、鞭毛虫、结肠小袋纤毛虫、血吸虫、黑热病原虫、肠道蠕虫等）感染以及梅毒螺旋体、某些霉菌和病毒感染等。现代研究表明，慢性腹泻患者的免疫功能往往低下，因此提高机体免疫力是防治慢性腹泻有效方法。中医责之脾胃虚弱，或脾肾阳虚，山药、补骨脂、枸杞子、黄芪、党参、白术、白芍、茯苓、灵芝、莲子、柴胡、芡实等可以选用。

## 十二、溃疡性结肠炎

溃疡性结肠炎，是一种病因尚不十分清楚的直肠和结肠慢性非特异性炎症，主要表现为腹泻、腹痛和黏液脓血便。病情轻重不一，多反复发作。因免疫状态异常，常见并发症有结节性红斑、关节炎、眼葡萄膜炎、口腔黏膜溃疡、慢性活动性肝炎、溶血性贫血等。

本病发病与脾肾本虚有关，先天禀赋不足，脾胃虚弱是发病之本。健脾补肾药能提高体内激素水平和调节胃肠道。健脾益气，健脾祛湿，可用人参、党参、茯苓、白术、陈皮、山药、薏苡仁、大枣等；补肾温阳，温肾固摄，用淫羊藿、巴戟天、黑大豆、鹿角片、鹿角霜、补骨脂、淫羊藿、肉豆蔻、吴萸、五味子、灵芝等。阿胶、三七补益兼止血，对于反复便血者既能提高血红蛋白和红细胞，又有止血作用。

## 十三、病毒性肝炎

病毒性肝炎是由多种肝炎病毒引起的一类常见传染病。其主要病变为肝细胞变性、坏死及肝脏间质炎性浸润。目前已能通过特异性检查明确的肝炎病毒至少有5种，即甲、乙、丙、丁、戊型肝炎病毒，分别引起甲、乙、丙、丁、戊型肝炎。其中甲、戊型肝炎是通过粪–口传染，乙、丙、丁型肝炎则是通过血液、体液传染的。

中医学认为，本病的病因病机是感受湿热或疫毒之邪，侵入机体，正邪相搏，或隐而不发，或发黄疸。若湿热疫毒蕴结不解，深伏于内，日久则导致脏腑、阴阳、气血失调和亏虚。防治病毒性肝炎常用疏肝利胆药，如柴胡、郁金、白芍、丹皮、栀子等；保肝药有沙参、麦冬、女贞子、枸杞子、山萸肉、灵芝、石斛；利尿药有茯苓、猪苓、赤小豆等。

## 十四、糖尿病

糖尿病是一种慢性内分泌代谢病，主要因体内胰岛素绝对或相对的分泌不足而引起糖类、脂肪、蛋白质三大代谢紊乱，使肝糖原和肌糖不能合成，体内多种营养物质不能正常利用，从而产生的病变。可出现血糖、尿糖升高以及糖耐量降低，并逐步表现出多饮、多尿、多食、消瘦等一系列症状。由于糖尿病初期自觉症状不明显，对日常生活、工作影响不大，因此约有60%以上的患者漠然处之，甚至有很多患者直到发生严重的并发症才发现患病。

糖尿病是继肿瘤、心脑血管疾病之后的第三大严重危害人类健康的全球性疾病，具有高患病率、高致残率、高死亡率的特点。尽管患者长期自觉症状不明显，但身体的抗病能力在明显下降，再加上血糖升高，很容易受到细菌、病毒等病原微生物的感染，并逐步诱发全身神经、微血管、大血管病变，形成多种并发症。这些并发症很难治疗，常会导致疾病恶化，甚至危及生命。据世界卫生组织统计，糖尿病性坏疽和截肢，比一般人多20倍。因此，对糖尿病患者来说，提高免疫力来预防细菌、病毒等病原微生物的感染十分重要，并能有效预防并发症的发生。

防治糖尿病可用黄芪、山药、地黄、麦冬、天冬、石斛、天花粉、黑豆、木耳、银耳、冬瓜等原料制作的药膳。人参能改善糖尿病患者的一般情况，但不能改变血糖过高的情况。有认为人参可使轻型糖尿病患者尿糖减少，血糖降低2.2~2.8 mmol/L%，停药后仍可维持2周以上；中度糖尿病患者服人参后，虽然降低血糖作用不明显，但全身状况会有所改善，部分患者服人参后可减少胰岛素的用量。薏苡仁的水提取物腹腔注射，可显著降低小鼠血糖，有效成分有薏苡仁多糖A、薏苡仁多糖B、薏苡仁多糖C，其中以薏苡仁多糖A作用最强。麦冬有促进胰岛细胞功能恢复、增加肝糖原、降低血糖的作用。麦冬用开水冲泡饮用，能缓解口干渴症状；麦冬加党参，对于气阴两虚者能收到补益气阴的效果。

# 十五、贫血

贫血是指人体外周血红细胞容量减少，低于正常范围下限的一种常见的临床症状（成年男性Hb<120 g/L，成年女性（非妊娠）Hb<110 g/L，孕妇Hb<100g/L就有贫血）。

贫血有不同的分类。如：按贫血进展速度分急、慢性贫血；按红细胞形态分大细胞性贫血、正常细胞性贫血和小细胞低色素性贫血；按血红蛋白浓度分轻度、中度、重度和极重度贫血；按骨髓红系增生情况分增生性贫血（如溶血性贫血、缺铁性贫血、巨幼细胞贫血等）和增生低下性贫血（如再生障碍性贫血）。贫血的临床表现，最早出现的有头晕、乏力、困倦，最常见、最突出的体征是面色苍白。贫血的病情严重程度，主要受血液携氧能力下降的程度，血容量下降的程度，发生贫血的速度和血液、循环、呼吸等系统的代偿和耐受能力等因素影响。

中医学认为，本病常由先天不足，外邪侵袭，饮食失调，劳倦久病，导致肾精亏损，脾气虚弱，化源不足引起。肾为先天之本，藏精，主骨生髓，先天禀赋不足，或久病伤肾，使肾精亏损，骨髓不充，血无以化生，则致血亏；脾为后天之本，气血生化之源，又能统血摄血，饮食劳倦损伤脾气，或久病伤脾，使脾胃亏虚，气血生化无源，可致气血亏虚。

再生障碍性贫血由多种因素导致的骨髓造血组织显著减少，造血功能部分或全部丧失，，以全血细胞减少为主要特征。发病原因常与长期接触电离辐射、某些化学物品、严重感染等因素有关。表现为逐渐加重的贫血、出血、反复感染及全血细胞减少。治法重在健脾补肾，养血益精，人参、党参、刺五加、太子参、阿胶、紫河车、黄精、地黄、枸杞子、补骨脂、杜仲、甲鱼、龟甲、海参、核桃仁、龙眼肉等多被采用。

自身抗体与患者红细胞抗原结合导致血管外溶血引起的贫血，称自身免疫性溶血性贫血，是由于机体血液中出现抗自身红细胞的免疫抗体，使红细胞破坏，寿命缩短而产生溶血性贫血。治疗上采用免疫抑制剂为主，补血药选用当归、女贞子、山萸肉等性偏平和者。

在补血药治疗贫血的同时，对于肾精亏虚者，按精血同源理论，用龟甲、鹿角、鹿茸、阿胶、紫河车、海马、蛤蚧、制首乌、熟地黄补肝肾，填精血。制首乌、当归、阿胶、熟地黄、女贞子、鹿茸、鹿角片有促进造血作用，能增加红细胞数量，促进骨髓造血。龟甲、生地黄、知母、丹皮、川芎、赤芍、补骨脂、淫羊藿、肉苁蓉、巴戟天、灵芝、冬虫夏草等，可提高激素水平的。对于气虚者，配用人参、黄芪、党参、白术，能益气生血，健脾补血。

# 十六、白细胞减少症

白细胞减少症是由化学、物理、生物或不明原因以及某些原发疾病等多种因素和不同发病机制引起的临床综合病症。其血液中白细胞计数持续低于$4 \times 10^9$/L，并主要为中性粒细胞减少，当中性粒细胞显著减少，绝对计数持续低于$2 \times 10^9$/L时，称中性粒细胞减少症。

白细胞的作用好比是卫士，是人体免疫系统的重要组成部分，正常人体血液中的白细胞总数必须保持$4 \times 10^9$/L~$10 \times 10^9$/L，才有较强的免疫力。白细胞减少，除出现头晕、心悸、乏力、食欲减退、四肢酸软、失眠多梦外，还容易感染，出现畏寒高热、多汗、咽痛，感染部位常呈迅速进行性坏死，继发败血症而引起死亡。

本病属于中医的"虚劳"范畴。中医学认为，脾为后天之本，主运化，输布水谷精微，司升清降浊，为人体气血生化之源，五脏六腑、四肢百骸皆赖以所养，若脾失健运，水谷精微不能正常输布，人体气血不足，则易发生白细胞减少症；肾为先天之本，主骨生髓，肾精充足，则髓海充盈，精能生血，若肾精不足，髓海空虚，会影响造血功能，而导致白细胞减少症的发生。以温补脾肾为主的药膳，可提高抗病能力，促进全身的血液循环，对巩固治疗效果和预防本病的发生有较好的作用。可用人参、党参、黄芪、阿胶、紫河车、西洋参、黄精、地黄、枸杞子、补骨脂、何首乌、灵芝、红枣、木耳、海参等。补骨脂含有补骨脂素、异补骨脂素、补骨脂乙素等，能提高机体的免疫功能，改善心血管功能。动物实验表明，补骨脂对粒系祖细胞（CFU-D）的生长有促进作用，并能缓解动物在注射环磷酰胺后引起的白细胞下降。

# 十七、特发性血小板减少性紫癜

特发性血小板减少性紫癜，系指原因不明的血小板减少，以全身皮下紫癜或内脏黏膜出血为表现特征，多见于女性及小儿。

本病治疗以肾上腺皮质激素和免疫抑制剂为主，对发病急暴的患者有较好的缓解作用，近期疗效肯定，但对慢性反复发作患者疗效不满意，尤其是激素，长期大量地使用有一定的副作用。

中医将本病归入"血证""虚劳"论治。病因病机是外感邪气，内伤饮食，热毒内伏，气血受损所致。阴虚火旺者，出血时有反复，皮下紫癜时重时轻，多呈散在，色紫而黯，用滋阴降火、凉血止血法，用药生地、白芍、阿胶、玄参、麦冬、石斛等。血热妄行者，重在清热解毒，凉血止血，生地、麦冬、丹皮等配合清火药同用。脾气虚弱者，起病缓慢，过劳加重，紫癜时起时消，反复出现，多为散在，也有如针尖样分布较密者，色紫黯淡，治法补中健脾，益气摄血，用药党参、黄芪、白术、当归、茯苓、白芍、甘草、熟地黄、墨旱莲等。脾肾阳虚者，瘀斑反复，病程长，其色鲜红，隐而不显，胸腹项背皆可出现，或有齿衄、便血，治法补脾益肾，温阳养血，用药黄芪、党参、当归、肉豆蔻、熟地黄、阿胶、山药等。治疗经验介绍，重用制首乌，配合山萸肉、女贞子、阿胶、当归，寒证明显的用鹿角、鹿茸、紫河车，能升高血小板和促进骨髓造血，但阿胶长期使用，会使患者重现面部红斑和抗体滴度升高，应引起注意。

# 十八、肾病综合征

肾病综合征主要表现有大量蛋白尿、高脂血症、低蛋白血症和浮肿。本病有原发性的，为原发性肾小球肾病和原发性肾小球肾炎；也有继发性的，是由结缔组织病、过敏性疾病、感染、肿瘤等疾病继发。

本病相当于中医的水肿、虚劳，治疗重视健脾补肾，可用生地黄、熟地黄、炙龟甲、山萸肉、黄芪、淫羊藿、肉苁蓉、巴戟天等。这类药能促进肾上腺皮质功能，提高体内激素水平，特别在减激素的情况下，更宜配合采用。其中黄芪能抑制尿蛋白排出，对于降尿蛋白有效。黄芪、党参、白术、猪苓、灵芝、冬虫夏草能提高免疫功能，可与抑制免疫的中药金雀根、黄芩等同用。水肿明显者，配用猪苓、泽泻、薏苡仁等。气阴两虚型者，生地黄、熟地黄、龟甲、萸肉、黄精、桑椹、淫羊藿、肉苁蓉、知母、巴戟天可以选用。

膜性肾病是肾病综合征中的一病理类型，起病隐匿，有蛋白血尿，部分有高血压，常有肾静脉栓塞的并发症，表现为腰痛，肉眼蛋白尿，高血压，肾功能损伤等。治疗上，一是健脾补肾，提高免疫和激素水平；二是提高免疫功能，与抑制免疫的中药同用；三是活血化瘀与凉血止血同用，以抗血管炎，如丹皮、川芎、当归、丹参、鬼箭羽、虎杖、槐米等。当归能改善兔肾热缺血60分钟后肾小球过滤功能及肾小管重吸收功能，减轻肾损害，促进肾小管病变的恢复，对肾脏有一定保护作用。

## 十九、慢性肾上腺皮质功能减退症

慢性肾上腺皮质功能减退症，又称艾迪生病。其病因为自身免疫或结核感染等损害双侧肾上腺，致肾上腺皮质激素分泌不足而引起，也可由下丘脑分泌促肾上腺皮质（激）素释放激素、垂体前叶分泌促肾上腺激素不足而继发。以精神萎靡、疲乏无力、食欲不振、皮肤及黏膜色素沉着、体重下降、血压降低、高血钾等临床症候群为特征，甚则可发生脱水、休克、昏迷等危象。

本病多见于年龄在20~50岁之间的中青年，老年和幼年较少见。结核性者男多于女，自身免疫所致者女多于男。西医治疗主要采取肾上腺皮质激素替代疗法，兼纠正代谢紊乱及治疗原发病等。激素替代治疗需坚持终生，且副作用较大，患者多难坚持，有因中断而引发肾上腺危象者。中医从"虚劳"论治，采用益气固肾、活血散瘀等，调补五脏气血阴阳之虚，有较好的疗效，甚至可取代激素疗法。肾虚血瘀者，补肾益气，活血散瘀；心肾两虚者，益气养血，心肾两补；脾肾阳虚者，温补脾肾，以强化源；肝肾阴亏者，滋养肝肾，育阴济阳；阴竭阳微者，阴阳两补，救阴回阳。补气温阳药有人参、淫羊藿、巴戟天、紫河车、海参、牛膝、鹿角片、鹿茸、鹿角胶、冬虫夏草、甘草等；补肾益阴可选用龟甲、生地黄、熟地黄、紫河车、玄参、知母、制首乌等；补肾化瘀药有核桃肉、刺五加、三七等。

## 二十、风湿热

风湿热是一种反复发作的急性或慢性全身性结缔组织炎症，尤以心脏及关节侵害为显著。其病多与链球菌或柯萨奇病毒感染有关，表现为发热、毒血症、皮疹、皮下小结等，急性期后常留下轻重不等的心脏、心瓣膜损害。

中医学将本病归属于热痹，认为是因风湿入络，瘀滞化热，热邪痹阻引起。治法祛风清热，凉血解毒，重用生地，配用丹皮、赤芍、知母等，能抗变态反应，提高体内皮质激素水平。人体正气虚弱，病邪易于入侵。气血亏虚者，病情稳定之时，可用百合、地黄、何首乌、鸡血藤、薏苡仁、白术、山药、杜仲、续断等提高机体免疫功能。

## 二十一、系统性红斑狼疮

系统性红斑狼疮是一种自身免疫性炎症性结缔组织病。发病年龄多见于20~40岁，女性约为男性的5~10倍。多数起病缓慢，呈亚急性和慢性，少数为急性，缓解与复发交替出现。病因与遗传、病毒或细菌感染、物理因素、内分泌因素、精神因素等诸多因素有关。某些药物（如酰肼类药物、抗癫痫药、普鲁卡因酰胺等）、阳光和紫外线、妊娠与分娩等可诱发。

本病临床表现有发热、肌肉骨骼关节痛、皮肤及黏膜损害，治疗以抑制免疫为主。中医辨证多为阴虚火旺，治法甘寒养阴为主，常用中药有沙参、女贞子、生地黄、山萸肉、制首乌、龟甲、玄参、知母、丹皮、石斛等。治疗中要抗血管炎、抗栓塞者，用养阴活瘀，生地黄、丹皮、川芎、赤芍、当归、水牛角等；抗过敏、抗变态反应者，用丹皮、女贞子、黄芩、槐花等；提高体内激素水平者，以补肾阴为主，结合补肾阳，用生地黄、熟地黄、龟甲、水牛角、玄参、知母、淫羊藿、巴戟天等；对于白细胞减少，在用抑制抗体的同时，使用能促进骨髓增生的制首乌、女贞子、山萸肉、熟地黄、鹿角片、当归、鳖甲、龟甲、鹿角胶、鸡血藤等。

## 二十二、类风湿关节炎

类风湿关节炎是一种以关节滑膜炎症为特征的慢性全身性自身免疫性疾病。病理特点为关节腔滑膜炎症，渗液细胞增殖，肉芽肿形成，软骨及骨组织破坏，最后导致关节僵直、致残、功能丧失。所有关节的各部分组织均可受到侵犯。

本病的发生与遗传倾向、感染因素、环境因素，以及精神因素如紧张、焦虑、恐惧等不良情绪有关。是易感个体在诸多因素的影响下，造成免疫调节机制紊乱而产生的疾病。病初以全身疲乏感、食欲不振、消瘦或伴手足麻木开始，继而出现1~2个手指关节的疼痛，并且呈游走性、对称性，有时会有自愈现象。而后是另外一对或更多的关节疼痛或肿胀，随着病变的发展，腕、肘、脚趾、踝、肩等关节相继被侵犯，甚至有的可出现颞颌关节疼痛，造成咀嚼进食困难。疼痛可长期固定在某几个关节，直至发生畸形。在整个病程中，可伴有发热，贫血、体重减轻、血管炎等表现。

中医辨证是因风寒湿痹阻，多反复发作，气血瘀滞，肢节受损，活动受限，治法在于补气血，行瘀阻，通经脉。急性发作期治疗以免疫抑制为主，控制炎症，消肿止痛。稳定期采用当归、赤芍、川芎等，有助于增加血流，保护骨质。同时要考虑选用提高体内激素水平的中药，如龟甲、生地黄、熟地黄、知母、补骨脂、淫羊藿、巴戟天、鹿角；气虚者配合使用黄芪、人参、灵芝等益气药。

## 二十三、系统性硬化症

系统性硬化症是一种以局限性或弥漫性皮肤增厚和纤维化为特征的结缔组织疾病，以皮肤失去弹性而硬化，继而出现萎缩和色素变化为特点。约70%患者的首发症状是雷诺现象，33%有关节酸痛，或伴有不规则的发热，纳呆，体重下降，50%以手、面部皮肤肿胀不适为主。

中医认为，本病与素体阳虚或久病体虚，外邪反复侵袭有关。肾阳虚衰，腠理不密，卫外不固，风寒之邪侵袭，凝结腠理，痹阻经络，导致营卫不利或气滞血瘀。多有瘀血见证，有寒凝血瘀、气滞血瘀、血虚血瘀等不同证型，治法以温阳通络、疏肝理气、补气生血合参，重在温通，可用党参、黄芪、鸡血藤、熟地黄、鹿角、赤芍、当归、淫羊藿、白术、山药等。生地黄、熟地黄、龟甲、鳖甲、鹿角、鹿茸、紫河车、淫羊藿、巴戟天、肉苁蓉、补骨脂、枸杞子、人参、黄芪、党参、灵芝、当归、西红花等补肾填精，能提高体内激素水平，且有活血通络作用，能改善脑内供血，可对证选用。

## 二十四、干燥综合征

干燥综合征是自身免疫性疾病，女性多见，表现为口干、眼干、鼻干；也有表现为外阴干，伴发干燥性阴道炎；有些伴有关节症状，后期有眼的并发症，视力减退和肝肾功能损害等。治疗考虑用抑制免疫，抑制血管炎，抗变态反应，消炎止痛。

本病相当于中医的"燥痹""燥证"，由于真阴不足，血热瘀滞，经脉痹阻，耗损津液引起，治法养阴生津，清热通络。阴虚内热者，口舌生疮或反复发作口腔溃疡，干咳无痰，以沙参麦冬汤和益胃汤加减为主；肝肾阴虚者伴有手足心烦热，午后低热，腰膝酸痛等，以知柏地黄丸加减。阴虚血瘀者，除干燥症状外，伴有面色晦暗或眼眶发黑，或面部色斑，皮肤粗糙等，以沙参麦冬汤或六味地黄汤为主，配用四物汤。气阴两虚者，伴有气短、乏力、精神不振，食欲减退，面色无华等，舌红少津，脉细弱无力，以沙参麦冬汤或六味地黄汤为主，配用四君子汤。

治疗中要重视选用能提高体内激素水平的滋阴中药，如生地黄、熟地黄、桑椹、玄参、龟甲、知母、制首乌等。在对证的基础上，同时使用能促进唾液腺、泪腺腺体分泌的中药，如生地、玄参、石斛、北沙参、麦冬、枸杞子、知母、芦根等。人参、黄芪类提高免疫功能的中药一般不用；天花粉、西洋参虽养阴生津，但因能提高体液免疫而不使用或很少采用。

# 二十五、白塞综合征

白塞综合征又称口-眼-生殖器综合征，以口腔黏膜、外生殖器黏膜和眼的溃烂损害为主要特征，并有发热、神情恍惚不安等表现，多发于青、中年，男女皆可发病。本病的病因尚未明确，目前多倾向于自身免疫性疾病，亦可能与细菌或病毒感染等有关。

中医称本病为"狐惑病"。"惑"，相传为古代能含沙射人使人致病的动物，狐惑是形容其症状较为复杂，变幻多端，象狐一样、惑一样的害人。中医学认为，本病是因感受湿热毒气或虚火内扰而引起。一般多因感受湿热毒气，或湿邪内侵，郁久化热，或热病后余毒未尽，以致热毒内攻所致。治疗通常用免疫抑制剂，但对证采用生地、北沙参、玄参、枸杞子、石斛、知母、龟甲等养阴药，能提高体内激素水平。对于经常感染、免疫功能低下者，可用黄芪、灵芝益气扶正，提高免疫力，而养阴药石斛、枸杞子即是作用较弱的免疫增强药，可与抑制免疫中药一起使用。

## 二十六、强直性脊柱炎

强直性脊柱炎是以中轴关节慢性炎症为主的一种全身性自身免疫性疾病。本病有显著的家族遗传倾向，发病原因迄今尚未十分明了，除遗传因素外，可能与感染、创伤、免疫、内分泌等因素有关。多发生于10~40岁，发病高峰是20~30岁的男性青年，男女之比为5~10：1。约90%左右的患者HLA—B27呈阳性。本病发作时可见血沉增快，C反应蛋白增高，血清碱性磷酸酶升高，可有免疫球蛋白及补体升高。

本病起病隐匿，早期表现为腰背或骶部的隐痛，由间歇发作渐进为持续性疼痛。阴天或劳累后加重，夜间疼痛加剧，难以入眠，需起床活动或局部保暖方能缓解。如病情得不到控制，随着病情的进展，上行性扩展可侵犯到胸椎、颈椎，少数患者的下行性扩展可累及到髋、双膝、踝，最终导致脊背强直或驼背。本病相当于中医的骨痹，治疗重在补肾壮腰，强筋健骨，可选用杜仲、续断、狗脊、骨碎补、龟甲、鹿角、鹿角胶、补骨脂、菟丝子、淫羊藿、牛膝等。此外，当归、丹皮、川芎凉血活血，有抗血管炎的作用。

## 二十七、重症肌无力

重症肌无力是一种神经肌肉接头传递功能障碍的自身免疫性疾病。主要特征为受累肌肉极易疲劳，经休息后可部分恢复。全身肌肉均可受累，以眼肌为主。本病可出现面肌无力，说话声音逐渐减低，讲话不清、吃力，吞咽困难，饮水呛咳等。

本病属于中医的虚损证，根据其临床表现，又分为睑废、痿证和大气下陷等。《素问·痿论》根据痿证的病因、部位、临床表现及五脏所主，有皮痿、脉痿、筋痿、肉痿、骨痿等五痿之分。重症肌无力与其中的肉痿有类似之处。禀赋不足，后天失调，或情志刺激，或外邪所伤，或疾病失治、误治，或病后失养，均可导致脾胃气虚，渐而积虚成损。其病机主要为脾胃病损，治法在健脾补气，温阳升陷，常用药有人参、黄芪、甘草、大枣等。生地黄、熟地黄、玄参、知母、龟甲、淫羊藿、补骨脂、续断、巴戟天、鹿角、鹿茸、冬虫夏草、黑大豆、紫河车、海马、当归、牛膝、红枣、甘草等，有增强肌力的作用。

## 二十八、雷诺综合征

雷诺综合征由寒冷或情绪因素诱发的一种以双手皮肤发作性苍白、发绀和潮红为特征的病理生理改变。多见于青年女性，好发于双手和手指，第3、4两指常最先受累，以后发展至十指、手掌、腕及双足。典型的雷诺综合征症状是手足皮肤呈现一系列的颜色改变，即三相变化：苍白、紫绀、潮红顺序发生。最重要的是苍白，此时指（趾）端可完全呈白色。有些患者的肤色仅有双相变化。肤色改变的界限很分明，受累区内肤色均匀而非斑片状。皮肤颜色的改变历时约10~30 min。局部疼痛常为轻至中度。可伴有指（趾）的麻木和冷感。

本病属于自身免疫性疾病，中医归为痹证范围，按脉痹、寒痹论治。大多是阴虚内热，血脉痹阻，热郁于内，阳气不达于四肢。治法养阴清热，活血通络，可选用生地、玄参、知母、丹皮、赤芍、川芎、丹参、当归、续断等。

# 第二节　皮肤病

## 一、风疹

风疹是一种急性病毒感染性疾病，大都发生在春季，以1~5岁小儿为多见，可引起中耳炎、心肌炎、脑炎等并发症。本病初起常有发热、流涕、恶风、咳嗽等外感症状，发热1~2天后即在全身出现淡红色圆形或卵圆形斑丘疹，一般不融合，指压可褪色。疹由面部延及躯干和四肢，往往一天内布满全身，唯手足心较少或无疹，有瘙痒感。

中医称本病为"风痧"，其病因是由于外感风热邪毒，客于皮肤肌腠，与气血相搏，透发于皮肤间所致。因此，提高机体对病毒的抵抗力是防治风疹的关键。可用黄芪、太子参、白术、薏苡仁、杏仁、灵芝、地黄、石斛、菊花、冬瓜等原料制作的药膳。

## 二、单纯性疱疹

单纯性疱疹是由疱疹病毒 I 型引起的一种常见病，常见于某些急性发热性疾病的病程中，多发生于口角、唇缘、鼻孔周围等处，个别可发生于外生殖器。本病以儿童较多见，发病急骤，常有发热、头痛等前驱症状，可在皮肤黏膜交界处形成小疱溃疡，疼痛剧烈，常密集成簇，症状较轻，但易复发。

中医称疱疹性口炎为"口糜"，认为多由外感风热之邪，与心脾积热上攻口舌，重灼口舌黏膜所致。生殖器部位疱疹，一般多因肝胆郁热不解，湿热下注所致。防治单纯性疱疹可参照防治手足口病所用原料和药膳。

## 三、银屑病

银屑病是常见且易复发的，以红斑为主，伴白色鳞屑的慢性炎症性皮肤病，好发于青状年，男性多于女性。本病的皮肤损害，状如松皮，形如疹疥。因为皮疹处抓搔后脱落白色糠秕状鳞屑，鳞屑抓脱处基底部会有点滴状出血。多数人春冬季易加重或复发，夏秋季自行缓解或减轻。

银屑病的病因尚未完全确定，多发生于头皮及四肢，并累及全身，病程长，常反复发作，常在病毒或细菌感染之后发病。银屑病发病，可能由天花类病毒（主要为牛痘苗病毒）感染后所致；或由链球菌感染，尤其是儿童扁桃体炎和上呼吸道感染，由细菌毒素而引发变态反应所致。银屑病和银屑病性关节炎多由于素体阴虚，风热瘀滞入络，治法以养阴清热，活血祛风为主，可用生地、知母、玄参、北沙参、鸡血藤、淫羊藿、巴戟天、龟甲、鹿角等。

# 第三节　小儿及妇科疾病

## 一、手足口病

手足口病是一种在儿童中流行的发疹性传染病，近年来在我国其发病率逐步上升。该病一年四季均可发生，在夏秋季节多发；以手掌、足跖出现特殊的长圆形疱疹，并伴有口腔黏膜损害为特征，易被误诊为疱疹性口腔炎、丘疹性荨麻疹等。其病源是肠道病毒，其中以柯萨其A16型病毒为常见。

本病与中医的"口疮""口疳""湿毒"等病相近似。其病机是小儿肌腠疏薄，卫外不固，风热湿毒易于入侵，致使肺脾受病。因此，加强营养的补充，提高免疫力，能有效地防止病毒侵袭。本病防治可用党参、黄芪、太子参、薏苡仁、百合、枸杞子、银耳等原料制作药膳。

## 二、水痘

水痘是由于感染水痘病毒引起的一种急性传染病，传染性很强，容易造成流行，多见于1~6岁小儿，以冬春季节较多见。本病以发热，皮肤及黏膜分批出现斑疹、丘疹、疱疹为特征，常伴有皮肤瘙痒、皮疹灼热疼痛等。如患儿体质较弱，病情往往很重，严重时继发感染而发生坏疽，引起败血症。

中医学认为，小儿脏腑娇嫩，形气未充，神气怯弱，肌腠疏松，卫外不固，对病邪的侵害抵抗力低下，容易造成外感时邪疫毒。本病病机为脾胃虚弱，湿浊内蕴，邪毒与湿浊相搏，透达肌表而致病。防治水痘，重在提高自身免疫力，抵抗病毒感染，减少发病机会。免疫力提高了，即便发病，症情多较轻，且易康复。本病防治可用黄芪、太子参、山药、薏苡仁、茯苓、黑大豆等原料制作药膳。

## 三、小儿秋季腹泻

小儿秋季腹泻，又称小儿轮状病毒肠炎，常见于3岁以下婴幼儿，具有流行性，即可通过粪–口或人–人接触传播，也可通过呼吸道传播。主要特征是：潜伏期1~3天，起病急，呕吐，腹泻，发热，部分有上呼吸道感染症状，大便多为水样便或蛋花样便，色较淡或呈白色，很少有白细胞，无血，有脂肪滴。由于大便次数多，量多，容易引起脱水。

小儿秋季腹泻的病因病理是轮状病毒损伤小肠黏膜，引起双糖酶活性减低，钠与糖吸收障碍，引起渗透性腹泻。中医学认为，小儿脏腑娇嫩，脾胃薄弱，如因饮食不洁或伤食，复感外邪，可导致脾胃运化功能失调而出现泻泄。加强小儿营养，提高机体尤其是肠道的抗病能力可有效防治小儿秋季腹泻，可用党参、太子参、茯苓、山药、白术、红枣、薏苡仁等原料制作药膳。

## 四、尿路感染

尿路感染（非特异性感染）是常见的泌尿系统疾病，常多发于女性，从部位上来讲又可分为上尿路感染和下尿路感染，其中膀胱炎约占50%~70%。临床上以尿急、尿频、尿痛为特征。

引起尿路感染的原因是体质虚弱，免疫功能低下，不能及时清除侵入的致病菌。常见的致病菌是革兰氏阴性菌（包括大肠埃希菌、铜绿假单胞菌、产气荚膜梭菌、变形杆菌等）约占75%；其次是革兰氏阳性菌（包括葡萄球菌、链球菌等）约占25%；也可由一种或多种细菌引起，偶可由真菌、病毒引起。中医称尿路感染为"淋症"，认为是湿热下注所致。因此，要防治尿路感染也需要提高机体免疫力，以防止病菌对泌尿系统的感染，可用茶叶、冬瓜、生地、薏苡仁、茯苓、木耳、赤豆、黑大豆、海带等原料制作的药膳。

## 五、阴道炎

阴道炎是妇科常见疾病之一，临床上可分为老年性阴道炎、滴虫性阴道炎、霉菌性阴道炎等，以阴道分泌物增多而有异味、瘙痒等为特征。

通常情况下一般不易发生。青春期后受雌激素影响，阴道上皮细胞内含有糖原，在阴道嗜血杆菌的作用下，糖原转化为乳酸，可使阴道经常保持弱酸性（pH4.5）环境，有灭菌自洁能力；并且阴道上皮为复层鳞状上皮，随月经周期性改变，表中层经常脱落，入侵细菌也随上皮剥脱排出。但如果机体抵抗力下降，这种防御机制就会受到破坏，病原菌侵入，可引起阴道炎症。所以，防治阴道炎必须保证机体健康所需的营养，培养人体正气（免疫力），以增强局部上皮细胞的抗病能力，可用当归、薏苡仁、茯苓、山药、黄芪、木耳、海带、赤豆、黑大豆、冬瓜、蒲公英等原料制作的药膳。

## 六、子宫颈炎

子宫颈炎包括子宫颈的一般性炎症和特殊性炎症病变，主要表现为白带增多、黏稠，脓性或带中夹血丝，严重时可出现腰骶部疼痛。一般多由细菌感染所致，常见的病原体有葡萄球菌、链球菌、大肠埃希菌、淋病双球菌等，结核分枝杆菌、病毒、放线菌、滴虫、阿米巴原虫等也可引起子宫颈炎。

本病属于中医的"带下"范畴，多因湿热蕴结，影响任脉、带脉，使其功能失常而成，其中湿邪多由脾肾虚弱所致。因此，可食用药膳来补益脾肾，以防治子宫颈炎。可参照防治阴道炎选料制作药膳。

## 七、盆腔炎

盆腔炎是妇科的常见病，其发病率约为30%左右。盆腔炎是指内生殖器（包括子宫、输卵管、宫旁结缔组织及盆腔腹膜）的炎症，可局限于某部位，也可涉及整个内生殖器，可分为急性和慢性两种。急性多因葡萄球菌、淋病为主的病原菌由外阴进入阴道，通过子宫颈、宫腔黏膜、输卵管蔓延至卵巢，导致盆腔内的炎症，出现发热恶寒，下腹疼痛，带下秽臭等，迁延日久就会转为慢性。

中医学认为，本病多因平素体质虚弱，或经行产后，胞脉空虚，邪毒乘虚而入，蕴结下焦，气血相搏所致。因此，平时注意提高免疫力，增强机体抗病能力，是防治盆腔炎的重要措施之一。可参照防治阴道炎选料制作药膳。

# 第四节　五官科疾病

## 一、慢性咽喉炎

慢性咽喉炎是常见病，可发生于任何年龄。其发病与职业有一定关系，教师、演员、播音员、营业员等发病率较高。根据病因及病位，慢性咽喉炎分为慢性咽炎和慢性喉炎。慢性咽炎为咽部黏膜、黏膜下及淋巴组织的弥漫性炎症，常为上呼吸道炎症的一部分；慢性喉炎是喉部黏膜的慢性非特异性炎症，炎症可存在喉的各部，主要表现为声带和室带的炎性病变。

急性咽喉炎反复发作，或治疗不当，可转为慢性咽喉炎。慢性咽喉炎还可因邻近器官的慢性炎症，如口、鼻、鼻窦及下呼吸道的慢性炎症蔓延刺激而成。慢性鼻炎因鼻塞而长期张口呼吸及鼻涕后流，经常刺激咽喉，或受慢性扁桃体炎及口腔牙病等的影响，都可引起慢性咽喉炎。如不及时治疗，或经久不治，链球菌、葡萄球菌、肺炎链球菌等细菌及病毒留注关节、脏腑，可导致心脏病、胸膜炎等。

本病属于中医的"喉痹"范畴。咽喉是人体重要的器官之一，是吞咽食物、呼吸空气的重要通道。方寸咽喉，狭隘之关，是一身经脉循行之要冲，其中与肺、肾两脏关系密切。肺主声，肺的津液上布，可滋润涵养咽喉；肾为一身阴液之本，又为声音之根，其脉贯膈入肺，循经咽喉。通过调补肺肾，可提高机体免疫力，有效地防治慢性咽喉炎。可用生地黄、沙参、麦冬、西洋参、天冬、石斛、百合、枸杞子、白芍、蜂蜜、甘草等。

## 二、过敏性鼻炎

鼻炎是一种常见的鼻腔黏膜及黏膜下层的炎症，有急性和慢性之分，一般多先病毒感染，以后继发细菌感染，日久转变成慢性。过敏性鼻炎多由花粉、粉尘等过敏引起。临床上以鼻塞、鼻痒、流清涕、打喷嚏、不闻香臭为特征，有的还会眼痒、耳痒。

中医学认为，鼻为肺之外窍，如机体正气虚弱，不能抵御外邪侵袭，邪毒停聚鼻窍，致使局部气血壅滞而发病。治疗以祛风清热为主，阴虚者用生地、玄参、南沙参、北沙参，气阴两虚的用灵芝。病情稳定期增强体质，提高机体免疫力很重要，可用黄芪、太子参、北沙参等。灵芝、甘草煮水代茶，对过敏体质脱敏有帮助。

## 三、桥本甲状腺炎

桥本甲状腺炎是一种器官特异性自身免疫性疾病，主要特点是特异性甲状腺自身抗体阳性和在甲状腺内出现淋巴细胞浸润，最终导致甲状腺组织结构破坏而造成甲状腺功能低下。患者常出现甲状腺功能减退、血脂代谢异常、甲减性心脏病等一系列并发症，严重危害患者的身心健康。目前对桥本甲状腺炎合并甲状腺功能减退的治疗，主要采取甲状腺激素替代疗法和免疫疗法等，患者常需终生治疗。

中医药对本病有可靠的治疗效果，能缩小肿大的甲状腺，改善甲状腺质地，降低甲状腺特异抗体的滴度，调节甲状腺功能，特别对伴随甲状腺功能减退的桥本甲状腺炎患者，疗效显著。中医按"瘿病"论治，归因为情志内伤，饮食及水土失宜，也与先天因素有关，基本病机是气滞、痰凝、血瘀壅结。初期多为气机郁滞，津液痰聚，痰气搏结，日久引起血脉瘀阻，气、痰、瘀三者结合而成。初期为实，久病由实致虚，可见气虚、阴虚等虚候或虚实夹杂之候，后期可归于"虚劳"范畴。中医治疗多以理气化痰，化瘀散结为法，金银花、夏枯草、玄参、麦冬多被采用。金银花可增强免疫，促进淋巴细胞转化，增强白细胞的吞噬功能，促进肾上腺皮质激素的释放，对炎症有明显抑制作用；夏枯草、菊花、玄参、麦冬、桔梗有一定的抗肿瘤、抗炎、免疫调节等广泛的药理活性。还可选用提高体内激素水平中药，阳虚者用鹿角、淫羊藿、巴戟天，阴虚者用生地、知母、玄参、石斛、龟甲。

# 第五节　其他疾病

## 一、癌症

癌症，即恶性肿瘤，是一种细胞性疾病，病理特点是遗传基因突发变异，致使细胞持续性异常过度增生而形成。表现以局部肿块为特征，生长在不同部位的癌症临床表现各有不同，常见的有鼻咽癌、乳腺癌、肺癌、食管癌、胃癌、肝癌、大肠癌、胰腺癌、宫颈癌和白血病等。

癌症是可以预防的。许多食物能增强机体抵抗力，抑制癌细胞，起到一定的防癌、抗癌作用。合理的饮食，可以减少癌症的发生。癌症也是可以治疗的，采取合理适当的营养措施，改善营养状况，可使癌症患者更好地接受手术、化疗、放疗、免疫治疗和中医药等抗肿瘤治疗，调动和保护机体的抗病能力，提高机体的免疫功能，延长生命，乃至康复，都有积极的意义。

在癌症治疗中，中药的作用，一是扶正，提高人体的免疫功能，二是配合化疗，使化疗药物减毒增效。扶正能提高免疫功能，包括细胞免疫功能和体液免疫功能。在改善肿瘤患者体质的同时，可抑制细胞的增殖速度。中药如人参、党参、黄芪、茯苓、白术、山药、西洋参、沙参、生地、玄参、麦冬、天花粉、石斛、黄精、枸杞子、薏苡仁、鳖甲、桑寄生，以及灵芝、猴头菇、灰树花等多种菌类药。其中黄芪能减轻肿瘤放疗毒副反应，升高白细胞的作用。黄芪能增强多抗甲素的抗肿瘤作用，可用来提高机体的免疫功能，增强机体的防癌作用；能增强白介素Ⅱ所诱导的LAK细胞杀伤活性，达到减毒目的，对抑制肿瘤发展有重要意义。当归多糖对大鼠移植性肿瘤EC、Hep、S180、Lewis、B16等瘤株具有一定程度的抑制作用，其肿瘤生长抑制率可达39%，副作用较少，且可长期用药。如将当归多糖与某些化学药联合应用，可望在治疗上起到协同作用，并能减轻化疗药物的副作用。

中药配合化疗，能使化疗药物减毒增效，其中制首乌、鹿茸、补骨脂、阿胶、女贞子能保护骨髓，提高白细胞和血小板数量。白术、陈皮能保护胃肠，减少消化道症状；甘草、猪苓、金樱子、覆盆子能减轻或消除化疗引起的出血性膀胱炎和尿路刺激症状。人参、黄芪、党参、灵芝、当归、冬虫夏草、龟甲、淫羊藿、巴戟天能改善化疗引起的乏力。放疗后唾液腺抑制、损伤，石斛、生地黄、玄参、玉竹、芦根、麦冬、天冬等养阴药能加强唾液腺的功能，促进分泌，改善口干、鼻干，鲜药效果更为理想。肺放疗引起放射性肺炎和肺纤维化，中药养阴清热，沙参、石斛、玄参、知母、百合宜于采用。腹部放疗会引起放射性肠炎而大便出血，中药健脾清热止血，阿胶、制首乌、山药、黄精、生地黄、藕节宜于采用，生地黄和藕节以炭为好。

## 二、艾滋病

艾滋病（AIDS），又称获得性免疫缺陷综合征，是一种新型病毒性传染病。它是由人体免疫缺陷病毒（HIV）引起，主要经性接触或血液、血制品传播，侵犯免疫系统，寄生于辅助性淋巴细胞中复制、增殖，造成人体免疫功能严重障碍，人体对多种病原体失去防御能力，而病原体感染又使免疫缺陷进一步加重，造成免疫缺陷与感染的恶性循环。感染艾滋病病毒以后，根据免疫功能缺损的情况，一般分为人类免疫缺陷病毒（HIV）感染、艾滋病相关综合征和艾滋病三种类型。目前世界各国对艾滋病的防治都重视提高机体自身的免疫力。

根据艾滋病相关症状，中医归属于"瘟疫"范畴。正气虚弱，无力抗邪，以致毒邪乘虚而入，侵犯三焦，直扰营血，外窜经络，内攻脏腑，以致毒邪充斥上下，出现一派热毒极盛的见证。防治艾滋病以提高免疫功能为主，益气养血，健脾补肾中药有黄芪、人参、虫草、党参、刺五加、五加皮、天花粉、玄参、鳖甲、龟甲、鹿角片、菟丝子、淫羊藿、补骨脂、当归、山药、茯苓、薏苡仁、大枣、甘草。这些中药有些能提高体内激素水平，有些能提高血液细胞，有些能调节胃肠功能，提高人体的消化功能，有些是强心改善心肌功能，可以对证选用。此外，腹泻者可选用健脾补气、温肾固涩作用的党参、白术、山药、芡实、补骨脂、白芍等；出汗多者，气虚加黄芪、白术、灵芝，阴虚用生地、麦冬、知母。

# 药名索引

# 药膳索引